Knaur

W0348796

Heike Höfler

10-Minuten-Workout für einen Superbody

- Effektive Übungen für Bauch, Beine, Po
- Trainingsprogramm gegen Pölsterchen und Cellulite

www.knaur.de

Inhaltsverzeichnis

Der ewige Traum vom Superbody

Bauch, Beine, Po – die Problemzonen

Muskeltraining hält jung und fit

Die Übungen – so machen Sie's richtig

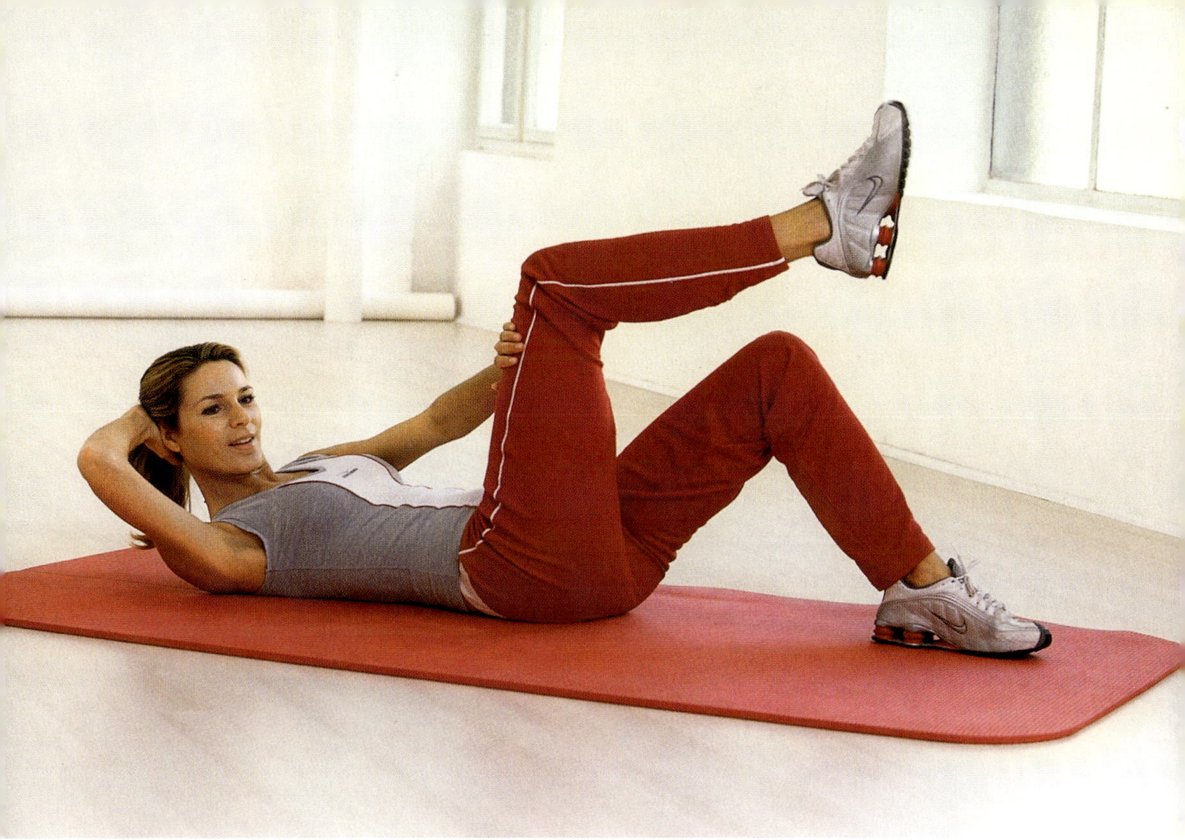

Workouts mit Gymnastikgeräten

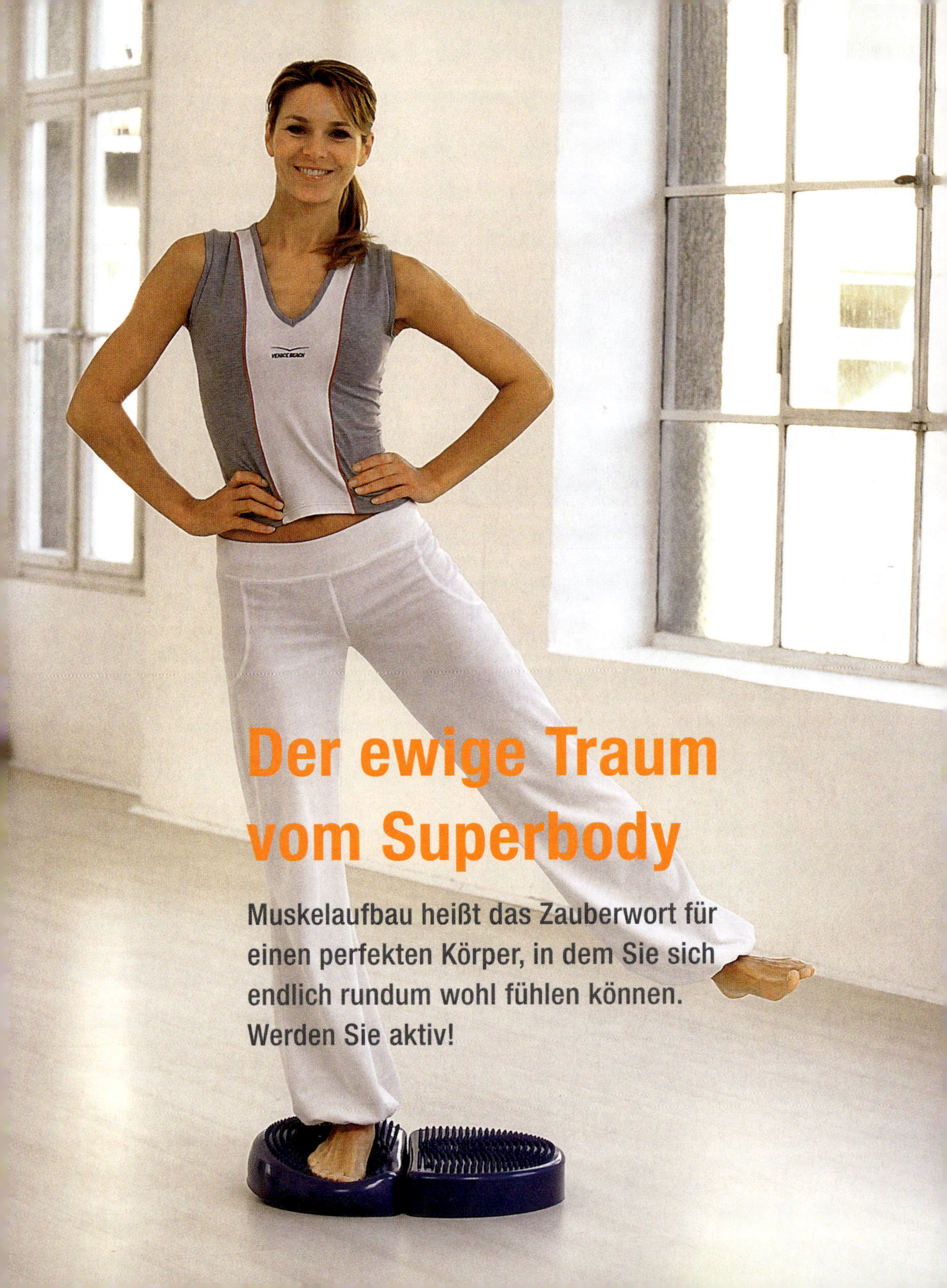

Der ewige Traum vom Superbody

Muskelaufbau heißt das Zauberwort für einen perfekten Körper, in dem Sie sich endlich rundum wohl fühlen können. Werden Sie aktiv!

Haben Sie (k)einen Superbody? Kämpfen Sie ständig gegen kleine Problemzonen an, mit denen Sie einfach nicht zufrieden sind? Wer sich in seinem Körper vollkommen wohl fühlt, ist meist auch seelisch ausgeglichener und strahlt diese innere und äußere Harmonie aus. Straffe und richtig proportionierte Körperformen sind eine Voraussetzung dafür.

Auf den folgenden Seiten finden Sie die theoretischen Grundlagen und eine hervorragende Übersicht über die wichtigsten Übungen für die so genannten Problemzonen Bauch, Beine und Po.

Die einfachen und trotzdem wirkungsvollen Übungsprogramme, die obendrein noch Spaß machen, sorgen für straffe Bauchmuskeln, einen knackigen Po, eine schmale Taille und schöne Beine. So machen Sie im Sommer am Strand sicher eine gute Figur. Allerdings gibt es dafür eine Bedingung: Sie müssen regelmäßig üben!

Sie brauchen nicht einmal teure Sportgeräte. Die abwechslungsreichen Übungen verbessern Ihre Gesamthaltung und lassen sogar Fettzellen dahinschmelzen. Sie rücken kleinen Pölsterchen zu Leibe und reduzieren die unliebsamen Dellen einer Orangenhaut (Cellulite).

Mit den Workouts in diesem Buch und einer gesunden Ernährung rücken Sie den Pölsterchen an Bauch, Beinen und Po rasch und effektiv zu Leibe.

Geringer Zeitaufwand – enormer Effekt

Dieses spezielle Problemzonen-Training, verbunden mit einer gesunden, kalorienreduzierten Ernährung, bewirkt Fettabbau und gleichsam Muskelaufbau. Der ganze Körper wird schon bald straffer, ästhetischer und wohlproportionierter. Sie fühlen sich dadurch nicht nur zufriedener und schöner, sondern auch selbstbewusster.

Die Workouts (Übungsprogramme) sind so aufgebaut, dass die bekannten Problemzonen ohne großen Zeitaufwand gestylt und gefestigt werden. Praktisch ist, dass Sie überall trainieren können: zu Hause, am Arbeitsplatz, im Hotelzimmer während des Urlaubs oder einfach mal zwischendurch in einer Vortrags- oder Arbeitspause. Sie brauchen nur so viel Platz, dass Sie eine Decke oder eine Matte ausbreiten können. Einige einfache Utensilien machen das Üben noch effektiver und bringen zudem Spaß und Abwechslung.

So werden Sie die Workouts nicht als ein stupides Pflichtprogramm ansehen, sondern sich jedes Mal schon auf die nächste Übungsphase freuen. Sie werden bald merken, dass mit dem körperlichen Wohlgefühl auch die seelische Gelassenheit und Ausgeglichenheit sowie geistige Frische einhergehen.

Der Spaß an der Bewegung gehört unbedingt dazu; dann ist Ihr Training bestimmt auch von größerem Erfolg gekrönt.

Für alle, die bei der Arbeit täglich stundenlang am Schreibtisch und/oder am Computer sitzen müssen, bieten die Übungsprogramme ab Seite 22 einen idealen Ausgleich für die Körperhaltung. Sie sorgen nämlich dafür, dass sich die Muskeln, die beim Sitzen vernachlässigt und geschwächt werden, wieder aufbauen. Dies gilt vor allem für die Bauch- und Gesäßmuskeln. Sie sind für die Stabilisation der Lendenwirbelsäule sehr wichtig und verhindern Kreuzschmerzen. Nebenbei wird aber auch die Durchblutung der Beine sowie die Kräftigung der Beinmuskeln angeregt. Das entlastet die Venen und übt Druck auf die Venenwände aus, sodass das Blut besser zum Herzen zurückfließen kann und nicht versackt. Ideal als Vorbeugung gegen Krampfadern!

Die drei Säulen für einen schönen Körper

Wenn Ihr Traum vom Superbody Realität werden soll, ist es mit Muskelaufbautraining allein nicht getan. Mit ein paar kleinen Tipps und Tricks kommen Sie Ihrem Ziel noch leichter und wesentlich schneller näher:

1. **Gezieltes Muskeltraining –** die Hauptsäule für einen schönen, gut proportionierten Körper. Ganz besonders wichtig ist, dass Sie regelmäßig üben! Denn nur bei regelmäßigem Training bleiben die Muskeln auch dauerhaft straff.
2. **Gesunde Ernährung –** ein Muss für jede Frau, die schön sein und eine faszinierende Ausstrahlung haben will. Aber körperliches Training gehört unbedingt dazu! Ungeliebte Fettpölsterchen verschwinden, wenn Sie sich fettarm, zuckerarm, nicht zu üppig und ballaststoffreich ernähren.
3. **Viel Entspannung –** das ist ein wahrer Jungbrunnen. Stress macht alt. Relaxen Sie daher immer wieder zwischendurch. Ein kleiner Spaziergang, ein paar Yogaübungen oder ein sanftes Musikstück wirken oft wahre Wunder und lassen Sie zu Ruhe und innerem Gleichgewicht finden.

Tanken Sie täglich jugendliche Frische!

Jung sein heißt, eine glatte, makellose Haut, einen straffen Körper und Energie ohne Ende zu haben. Aber wie geht das? Und wie kann man sich diesen traumhaften Zustand möglichst lange erhalten? Schlagen Sie dem Alter ein Schnippchen und entdecken Sie die Geheimnisse ewiger Jugendlichkeit für sich:
Leben Sie jeden Tag und jede Minute ganz bewusst, pflegen Sie Ihren Körper und Ihre Seele gleichermaßen und machen Sie sich zwischendurch immer wieder eine kleine Freude. Sie sind stets so jung, wie Sie sich fühlen. Das Geheimnis für Ihr wahres biologisches Alter liegt in der richtigen Mischung aus Bewegung, Ernährung und positiver Einstellung zum Leben.
Auch der Schlaf ist eine tägliche Verjüngungskur für den Organismus. Der Körper tankt dabei wieder neue Energie. Nur im Schlaf werden die Fett- und Flüssigkeitsdepots unter der Haut wieder aufgefüllt, daraus resultiert die hautglättende Wirkung.
Vermeiden Sie Stress! Das funktioniert sicher nicht immer, aber versuchen Sie es weitgehend. Bei psychischer Belastung wird das Stresshormon Adrenalin vermehrt ausgeschüttet, das die Blutgefäße schädigt und die Anfälligkeit für Herzinfarkt und Schlaganfall erhöht.
Bauen Sie Ihr ganz persönliches, sanftes Sportprogramm in Ihren Alltag ein. Es ist der ideale Ausgleich zum meist anstrengenden Berufsleben, es lässt Sie Ihren Körper täglich wieder neu erleben. Es lockert und entspannt und regt die geistige Fitness sowie die seelische Gesundheit an.

Ein leistungsfähiges Immunsystem ist eine unabdingbare Voraussetzung für jugendliches Aussehen. Ernähren Sie sich deshalb vitaminreich mit viel Obst und knackigen Salaten.

Geheimrezepte für einen Superbody

- Regelmäßiges Muskelaufbautraining
- Bewegung an frischer Luft, z. B. Laufen, Rad fahren
- Fettabbau durch gesunde, vitaminreiche Ernährung
- Entgiftung mit viel natürlichem Mineralwasser
- Stressabbau durch ausreichend Entspannung und Schlaf
- Bewusste Lebensführung mit positiver Lebenseinstellung
- Weitgehender Verzicht auf Alkohol und Nikotin

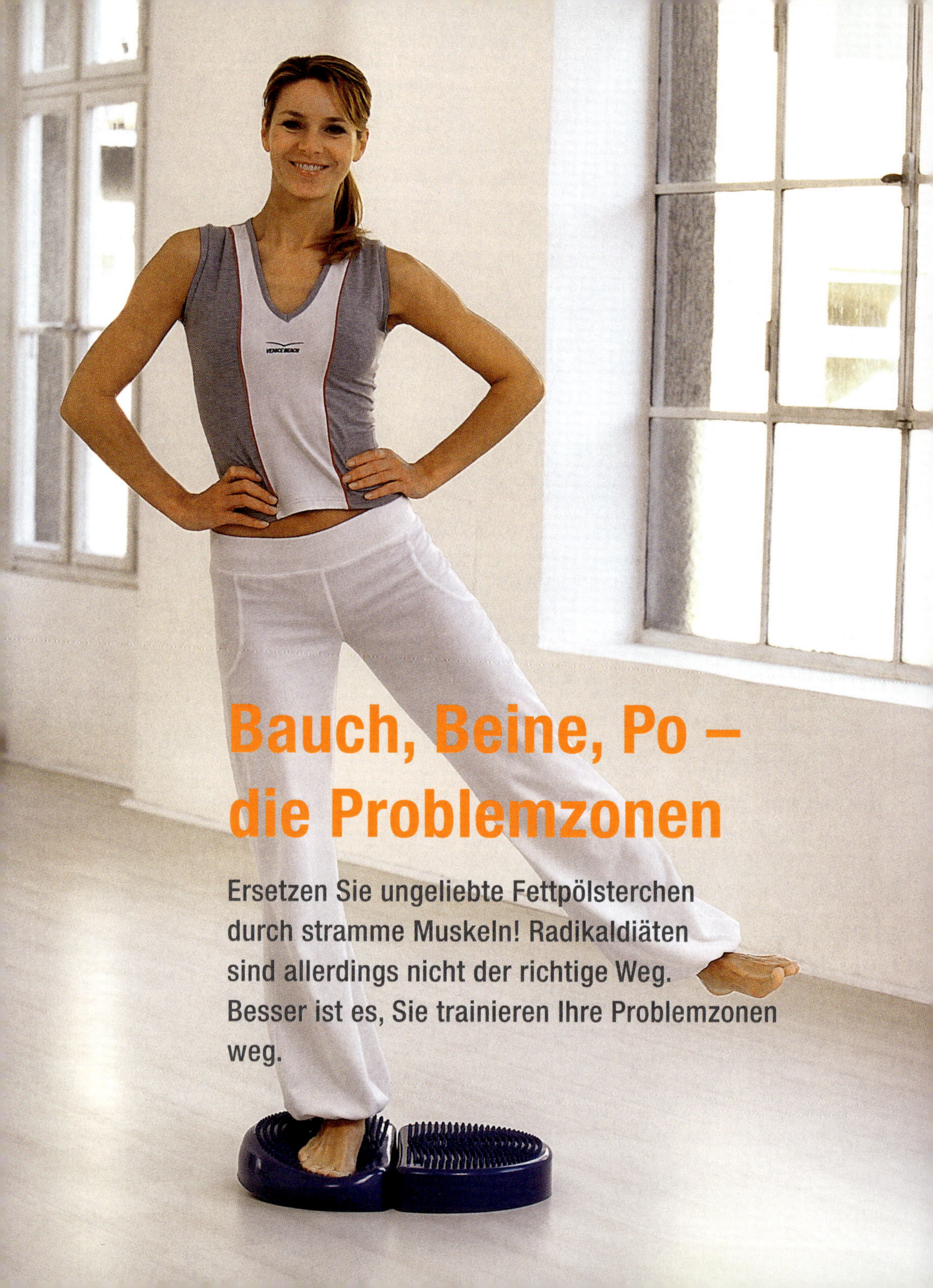

Bauch, Beine, Po – die Problemzonen

Ersetzen Sie ungeliebte Fettpölsterchen durch stramme Muskeln! Radikaldiäten sind allerdings nicht der richtige Weg. Besser ist es, Sie trainieren Ihre Problemzonen weg.

Achtung Kalorienbomben!

Bei den meisten Frauen sind Bauch, Beine und Po die Körperregionen, die zum Erschlaffen der Muskulatur und des Gewebes neigen. Die Natur hat unsere Problemzonen als Notspeicherzonen für »magere Zeiten« vorgesehen. Früher war dies für den Menschen sehr wichtig. Wenn die Ernte in einem Jahr weniger gut ausfiel oder wenn ein Jäger über längere Zeit Pech bei der Jagd hatte, konnte der Organismus auf die an einigen Stellen angelagerten Vorräte an Wasser und Fett zurückgreifen und davon zehren. Dies sicherte das Überleben.

Heute stellt uns dieser natürliche Mechanismus vor anhaltende Figurprobleme. Inzwischen stehen genügend Lebensmittel zur Verfügung. Wir laufen eher Gefahr, zu viele Kalorien zu uns zu nehmen. Aber der Körper und seine Zellen reagieren immer noch genauso wie einst: Ein Überschuss an Kalorien wird in den Fettzellen gehortet, und dort bleibt es auch so lange wie möglich. Denn der Körper nimmt viel lieber Fett auf, als dass er es hergibt.

Unser Körper ist immer noch auf das Überlebensprogramm aus der Frühgeschichte der Menschheit eingestellt: Ein Überschuss an Kalorien wird in den Fettzellen für Notzeiten deponiert.

Der gefürchtete Jo-Jo-Effekt

Millionen von Menschen versuchen, den Fettpölsterchen durch radikales Abnehmen entgegenzutreten. Dadurch erreichen sie allerdings meist langfristig genau das Gegenteil von dem, was sie sich erhoffen. Durch Diäten kann man nicht steuern, an welchen Stellen man abnimmt. Ohne Gymnastik führt eine Abmagerungskur außerdem zu hässlicher, schlaffer Haut.

Und das Schlimmste: Crash-Diäten provozieren den unerwünschten Jo-Jo-Effekt. Während der Diätphase schaltet der Organismus auf Sparflamme und verbraucht weniger Nährstoffe. Erst nach etwa 4 bis 5 Tagen oder noch später geht es an die Fettdepots. Der Stoffwechsel verlangsamt sich um 20 Prozent. Der Körper kommt nun mit weniger Nahrung aus und läuft auf Sparflamme. Aber wehe, wenn wir jetzt wieder normal essen. Das »dicke Ende« ist praktisch vorprogrammiert. Überschüssige Kalorien werden nun noch schneller in den Fettspeichern angelagert.

Grundsätzlich ist deshalb von einer schnellen Diät dringend abzuraten. Während der ersten Tage des Fastens verliert der Körper sowieso

Crash-Diäten sollten für Sie tabu sein. Sie bewirken nämlich das Gegenteil von dem, was Sie erreichen möchten: Sie machen dick.

Der Problemzonen-Check

Beantworten Sie die folgenden 10 Fragen mit Ja oder Nein:

	Ja	Nein
1. Haben Sie schon öfters eine Radikal-Diät gemacht?	❑	❑
2. Sind Sie ein Sportmuffel?	❑	❑
3. Ernähren Sie sich fettreich und ballaststoffarm?	❑	❑
4. Genießen Sie oft Alkohol und/oder Zigaretten?	❑	❑
5. Ernähren Sie sich besonders eiweißreich?	❑	❑
6. Essen Sie gerne Süßes?	❑	❑
7. Weist Ihre Haut stellenweise kleine Dellen auf?	❑	❑
8. Sieht Ihre Haut mitunter aus wie die Schale einer Orange?	❑	❑
9. Haben Sie privaten oder beruflichen Stress?	❑	❑
10. Leiden Sie an Übergewicht?	❑	❑

Testauswertung

Wie viele Fragen haben Sie mit »Ja« beantwortet?

0–2 positive Antworten: Wahrscheinlich sind Sie gut in Form und leiden kaum oder gar nicht unter den so genannten Problemzonen. Pflegen Sie Ihren Körper dennoch, treiben Sie regelmäßig Sport, um fit zu bleiben, und ernähren Sie sich vernünftig, damit Sie Ihre Figur erhalten.

3–5 positive Antworten: Fangen Sie an, etwas für Ihren Body zu tun! Nehmen Sie sich die Geheimrezepte für einen Superbody (siehe Seite 7) zu Herzen und bauen Sie vor allem ein regelmäßiges kleines Sportprogramm in Ihren Alltag ein.

6 und mehr positive Antworten: Alarmstufe rot! Sicher ist Ihr Körper übersäuert, Problemzonen sind kein Fremdwort für Sie. Fangen Sie sofort damit an, etwas für Ihre Gesundheit zu tun. Der erste Schritt: Ein Gesundheits-Check beim Hausarzt. Beginnen Sie dann mit einem Fitness-Programm, bei dem Sport und gesunde Ernährung im Vordergrund stehen.

nur reichlich Wasser (Entschlackungseffekt). Danach greift er auf Eiweiß zurück, das er vor allem aus der Muskulatur holt. Wird dann hinterher wieder auf normale Ernährung umgestellt, setzt man die gefürchteten Fettpölsterchen an den Problemzonen an. Radikales Hungern hat also lediglich zur Folge, dass der Körper Muskelmasse statt Fett abbaut!

Fatburning durch Muskelaufbau

Fett wird nur in Muskeln verbrannt! Wer abnehmen will, sollte deshalb gleichzeitig Muskeln aufbauen, und zwar vor allem in den meist schlaffen Problemzonen. Ein ganz gezieltes Trainingsprogramm für Bauch, Beine, Po und Hüften erhöht nicht nur während des Übens Energieverbrauch und Fettverbrennung in diesen Körperregionen, sondern auch den Grundumsatz im Ruhezustand und im Schlaf.

Das klingt fast unglaublich. In der Tat ist Muskelmasse im Gegensatz zu Fett ein sehr stoffwechselaktives Gewebe, auch im Zustand vollkommener Ruhe. Wer Fett verbrennen und Problemzonen straffen will, sollte seinen Körper obendrein immer wieder einer erhöhten Ausdauerbelastung aussetzen. Joggen, Walken und Rad fahren beispielsweise oder auch Warm-ups, für die Sie in diesem Buch (ab Seite 25) schöne Anregungen finden, sind prima geeignet.

Körperfett wird also dann abgebaut, wenn der Energieverbrauch durch Ausdauer- und Krafttraining höher ist als die durch die Nahrung aufgenommene Energiemenge (Kalorien). Der Organismus greift nun ganz automatisch auf das Fett aus den Fettzellen zurück und verbrennt es mit Hilfe von Sauerstoff zur Energiegewinnung. Dabei wird weniger Fett gespeichert als verbrannt. Dies führt zu Gewichtsreduktion.

Ausdauertraining sorgt zusätzlich für Fettabbau. Wählen Sie dafür am besten eine Sportart, die Sie in freier Natur ausüben können. So bekommt Ihr Körper zusätzlich viel gesunden Sauerstoff.

Fettdepots als Vorratsspeicher bei Frauen

Problemzonen befinden sich dort, wo die Natur für »magere Zeiten« Speicherfett im Unterhautfettgewebe vorgesehen hat (siehe Seite 9). Dies war zu Urzeiten, als Nahrung noch schwer zu finden war, be-

Viel Bewegung und gesunde Kost

Wenn Sie schonend und effektiv abnehmen bzw. Fettpölsterchen an gewissen Stellen loswerden wollen, sollten Sie unbedingt auf ausgewogenes, fettarmes, vitamin- und ballaststoffreiches Essen achten. Gehen Sie sparsam mit Zucker und Weißmehlprodukten um!
Nehmen Sie reichlich frisches Obst, Rohkost und Gemüse zu sich. Neben gesunden Essgewohnheiten sind ein Herz-Kreislauf-Training möglichst an frischer Luft und gezielte muskelaufbauende Übungen ganz wichtig für einen schlanken, schönen Körper.

sonders für schwangere und stillende Frauen überlebenswichtig. Zum Leidwesen der Frau von heute ist deshalb ihr Unterhautfettgewebe mit mehr Fettzellen ausgestattet als das des Mannes. Und das weibliche Bindegewebe ist elastischer und verformbarer. Es verfügt obendrein über weniger Muskelfasern. Frauen müssen also kräftiger trainieren als Männer, um an den Problemzonen Festigkeit zu erreichen. Frauen wissen auch, dass Orangenhaut (Cellulite) ein besonderes Phänomen ihres Geschlechts ist.

Keine Angst vor Orangenhaut! Mit Muskeltraining und gezielter Ernährung können Sie effektiv vorbeugen.

Ist der Energieverbrauch geringer als die Energieaufnahme, vergrößern sich leider die weiblichen Fettzellen schnell. Bewegung allerdings steigert den Energieumsatz, der Aufbau von Muskelmasse tut dies ebenfalls.

Merke:

Passives Fettgewebe speichert Kalorien, aktive Muskelmasse dagegen verbrennt Energie.

- Zum Problemzonentraining gehört auch ein leichtes Ausdauertraining wie z.B. Walking, Jogging, Skilanglauf, Seil springen, Rad fahren und auch Treppen steigen. Dadurch werden verstärkt Fettzellen verbrannt.
- Eine gesunde, ausgewogene Ernährung ist gleichermaßen wichtig.
- Achtung! Zwischen 30 und 40 Jahren beginnt der weibliche Körper, Muskelmasse abzubauen und stattdessen Fett einzulagern. Diesem natürlichen Alterungsprozess sind Sie nicht hilflos ausgeliefert, wenn Sie aktiv werden und trainieren.

So entsteht Cellulite

Woher kommt die unliebsame Cellulite überhaupt? Die Ursache sind aufgeblähte Fettzellen und das schwache Bindegewebe der Frau. Die Haut besteht aus der Oberhaut, der Lederhaut sowie dem Unterhautfettgewebe. Letzteres setzt sich aus kugeligen Fettzellen sowie kollagenen und elastischen Fasern zusammen. Wenn sich die Fettzellen in dieser Hautschicht aufblähen, drücken sie durch die Bindegewebsmaschen und verformen die Haut nach außen. Es entstehen die hässlichen Dellen.

Schuld ist das Bindegewebe

Auch schlanke weibliche Personen können vom Problem der Orangenhaut betroffen sein. 90 Prozent der Frauen klagen über Cellulite, nur ganz wenige Männer leiden darunter. Der Grund: Die Bindegewebsstruktur von Frau und Mann ist unterschiedlich. Während das männliche Bindegewebe aus schrägen bzw. scherengitterartigen Kollagenfasern und vielen kleinen Fettkammern besteht, verlaufen diese Fasern bei der Frau senkrecht und parallel, wodurch sich größere Kammern bilden. Sie können mehr Fett aufnehmen und sich extrem weiten.

Die enorme Dehnbarkeit des weiblichen Bindegewebes ist ja auch für eine Schwangerschaft unerlässlich. Cellulite wird durch eine anlagebedingte Bindegewebsschwäche, mangelnde Bewegung und fettreiche Ernährung noch verstärkt. Zudem wird sie durch Hormone und hormonelle Schwankungen beeinflusst. Östrogene begünstigen Wassereinlagerungen und die Fettbildung im Gewebe.

Nehmen Sie Östrogene ein? Dies kann unter Umständen Cellulite begünstigen. Treiben Sie dann verstärkt Sport.

Die hässlichen Folgen der Orangenhaut

Sind die Fettzellen erst einmal angeschwollen, drücken sie die feinsten Blutgefäße ab und stören die Durchblutung und den Reinigungsprozess des Lymphsystems. Fett wird zwar weiterhin eingelagert, der Abtransport von Abfall-, Ablagerungs- und Giftstoffen jedoch immer mehr behindert. Nährstoffe und Sauerstoff erreichen jetzt die Zellen nur noch ungenügend. Der Nährstoffaustausch im Bindegewebe ist blockiert, es zeigen sich die typischen Dellen an Hüften, Schenkeln, Bauch, Beinen und auch Oberarmen.

Eine basenreiche Ernährung hilft

Ganz wichtig, damit Sie schlank und schön bleiben: Trinken Sie täglich viel Mineralwasser. Wählen Sie eine kalziumreiche Sorte, um zusätzlich die Knochen zu stärken.

Der weibliche Organismus gibt wenigstens einen Teil der aufgenommenen Säuren, Schadstoffe und Gifte während der Periodenblutung wieder ab. Nach den Wechseljahren fehlt die Ausscheidungsmöglichkeit über die Menstruation völlig. Auch ernährungsbedingte Übersäuerung begünstigt die Cellulite. Entgiften Sie daher den Körper und ernähren Sie sich möglichst basenreich:

- Trinken Sie täglich mindestens 2 bis 3 Liter Mineralwasser oder ungesüßten Tee. Das schwemmt Flüssigkeitseinlagerungen und Schlacken aus.
- Essen Sie salzarm, um Wassereinlagerungen zu vermeiden.
- Verbannen Sie Zucker und Weißmehl weitgehend von Ihrem Speiseplan. Reduzieren Sie außerdem den Konsum von sauren Früchten und Beeren.
- Nehmen Sie überwiegend basische Nahrungsmittel wie Kartoffeln, Gemüse, Salate, Quark, frische Molke, Bananen und Mandeln (aber keine anderen Nüsse!) zu sich.

Tipps für eine schöne Haut

Salzbad

Gönnen Sie sich am besten abends ein Bad mit Meersalz. Es enthält Magnesium, das den Hautstoffwechsel anregt. Lösen Sie die auf der Packung angegebene Menge Salz in etwa 37 °C heißem Wasser auf und baden Sie 15 Minuten. Danach mit einer Feuchtigkeitslotion oder einem Körperöl eincremen und die Haut massieren.

Kartoffelmaske

1 bis 2 rohe Kartoffeln schälen und mit dem Gemüsehobel in dünne Scheiben schneiden. Diese auf den Problemzonen verteilen. Ein Baumwolltuch darüber legen, 15 Minuten einwirken lassen. Nach dem Entfernen der Kartoffelscheiben die Körperstellen kalt abduschen, das regt den Stoffwechsel an und strafft das Bindegewebe.

Massagen
Sanfte Bürstenmassagen verstärken die Durchblutung und kurbeln den Stoffwechsel an. Regelmäßig massierte Haut ist elastischer. Auch Zupfen tut der Haut gut und verbessert ihr Aussehen. Dafür kleine Hautpartien mit zwei Fingern anheben und dann wieder fallen lassen. Hinterher eine gute Creme oder Lotion einmassieren. Das fördert die Durchblutung und macht die Haut elastisch.

Schachtelhalm-Wickel
Eine Handvoll getrockneten Schachtelhalm (Apotheke) mit 250 ml kochendem Wasser übergießen. Nach 10 Minuten ein halbes Päckchen Agar-Agar einrühren und aufkochen. Diese Masse auf Bauch und Oberschenkel auftragen, mit einer Plastikfolie abdecken und 10 Minuten entspannen. Danach alles abduschen.

Schwimmen
Der ideale Sport gegen Cellulite: Mindestens eine halbe Stunde schwimmen, am besten mehrmals pro Woche! Der Körper verbrennt dabei Fett, weil er bestrebt ist, den durch das kühle Wasser entstehenden Temperaturverlust auszugleichen. Danach die Haut unbedingt eincremen, damit sie nicht austrocknet und elastisch bleibt.

Sauerstoffwasser
Regelmäßiges Trinken von Sauerstoffwasser erfrischt den gesamten Organismus. Das Getränk gibt es mittlerweile in vielen Supermärkten zu kaufen, es ist ein echter Powerdrink. Es fördert die allgemeine Durchblutung, belebt den Körper und sorgt für einen schönen Teint. Verzichten Sie außerdem weitgehend auf Alkohol und sonstige Genussmittel.

Yoga
Auch durch regelmäßiges Relaxen bleibt Ihre Haut jung und schön. Yogakurse zur Entspannung von Körper, Geist und Seele werden in Volkshochschulen, Sportvereinen und privaten Studios angeboten. Suchen Sie sich einen Lehrer oder eine Lehrerin nach Sympathie aus, dann macht der Unterricht doppelt so viel Spaß.

Algen
Sie straffen die Haut. Algenmasken und andere Anwendungsmöglichkeiten für eine schöne Gesichtshaut sind in Reformhäusern erhältlich. Lassen Sie sich dort beraten.

Gewinnen Sie den Kampf gegen Cellulite. Es gibt viele Möglichkeiten, der Haut zu einem schönen glatten Aussehen zu verhelfen.

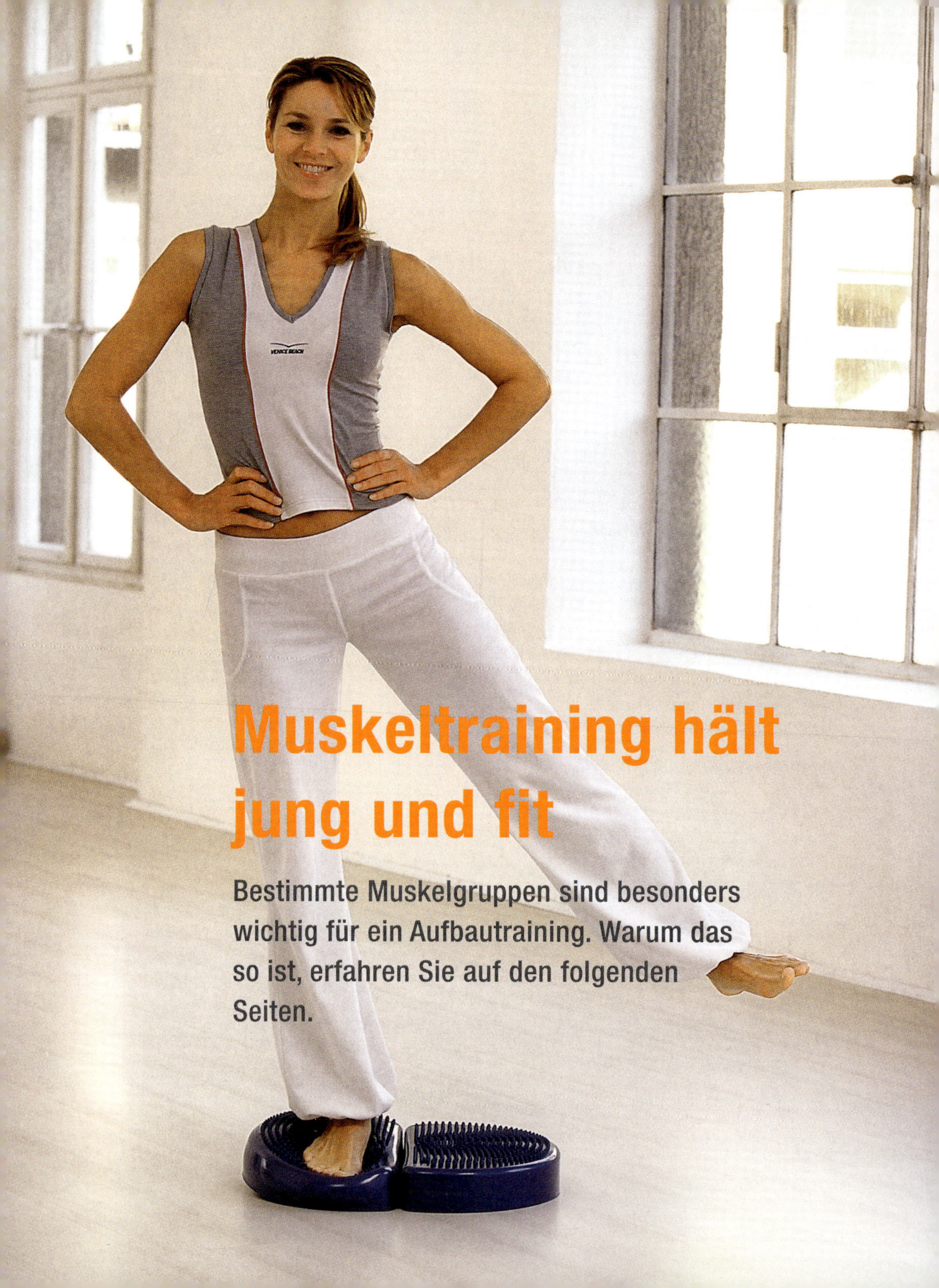

Muskeltraining hält jung und fit

Bestimmte Muskelgruppen sind besonders wichtig für ein Aufbautraining. Warum das so ist, erfahren Sie auf den folgenden Seiten.

Strammere Muskeln – straffere Haut

Das Beste gleich vorweg: Sie können Muskeln bis ins hohe Alter trainieren und aufbauen. Gezielte Gymnastik beseitigt die Schwabbelmasse in den Problemzonen oder lässt sie erst gar nicht entstehen. Je regelmäßiger ein Muskel trainiert und je mehr Leistung ihm abverlangt wird, desto stärker werden die Muskelfasern mobilisiert und zum Einsatz gebracht. Sie nehmen an Masse zu, straffen in den Problemzonen das Bindegewebe sowie die Haut und modellieren die Körperformen.

Da, wo mehr Muskelgewebe entsteht, wird auch mehr Fett verbrannt. Mit jedem Gramm zusätzlicher Muskelmasse wird daher die Haut straffer, die Knochen werden sogar stabiler.

Merke:

Fett hat den fünffachen Umfang von Muskeln. Was Sie in Gramm an Muskelmasse verlieren, wird durch fünfmal so viel Fett ersetzt! Trainieren Sie deshalb regelmäßig Ihre Muskeln, vor allem dort, wo Sie schnell Fett ansetzen, nämlich in den Problemzonen!

Bauch, Beine und Po perfekt formen

Mit einigen preisgünstigen Zusatzgeräten, die Sie möglicherweise ohnehin schon zu Hause haben, können Sie Ihren Problemzonen kräftig zu Leibe rücken. Den Fettzellen wird dabei so richtig eingeheizt. Stramme Muskeln statt Fett werden das Resultat sein.

Funktionelle Kräftigungsübungen sorgen für einen besseren Muskeltonus, der nicht nur der Bikinifigur zugute kommt, sondern auch der gesunden und richtigen Haltung und wie schon erwähnt einer strafferen Haut.

Die Figur wird geformt und gut modelliert. Aus dem Waschtrommelbauch wird ein straffer, flacherer Bauch, idealerweise sogar ein Waschbrettbauch; ein Schwabbelpo verwandelt sich in einen knackigen, festen Po; auch die Beine, die den meisten Blicken ausgesetzt sind, werden wohlgeformt und erscheinen stramm und schön. Aber: ohne Fleiß kein Preis!

Die drei wichtigsten Muskelgruppen

Stabile Muskeln sind für eine ausgewogene, harmonische Körperhaltung unbedingt notwendig. In den folgenden Workouts sollen vornehmlich Bauch-, Gesäß- und Beinmuskeln gekräftigt werden. Auch die Rückenmuskeln werden teilweise mittrainiert, sodass ein muskulärer Ausgleich entsteht.

Eine gut trainierte Bauchmuskulatur sieht nicht nur besser aus, sie ist auch gesund, denn sie fördert die Stabilität des Rumpfes.

Die Bauchmuskeln stehen im Mittelpunkt

Diese sehr großen Muskeln nehmen eine besondere Stellung in der Kräftigungs- und Haltungsgymnastik ein. Sie sind ausschlaggebend für eine gute Haltung sowie eine wohlgeformte Figur. Leider werden sie meistens im Alltag nicht genügend beansprucht. Langes Sitzen und wenig Bewegung lassen die Bauchmuskeln erschlaffen. Sie geben dann auch den inneren Organen, denen sie Widerstand entgegensetzen sollen, zu wenig Stütze.

Die Bauchmuskeln haben nämlich die Aufgabe, die Därme und alle inneren Organe von vorne in Form zu halten. Sind diese Muskeln zu schwach, dann drückt alles nach außen, und der Bauch wölbt sich unattraktiv vor.

Übrigens: Nach unten sind es die Beckenbodenmuskeln, die den Eingeweiden Halt geben.

So positiv wirkt Bauchmuskeltraining

- Der Bauchmuskel reagiert sehr schnell, wenn Sie täglich trainieren. Es lohnt sich!
- Der Bauch wird straffer und flacher.
- Die strammeren Muskeln stabilisieren auch das Bindegewebe zur Hautoberfläche hin.
- Die gesamte Körperhaltung verbessert sich.
- Rückenprobleme werden gelindert, denn die Bauchmuskulatur stabilisiert vor allem die Lendenwirbelsäule.
- Ihr Selbstbewusstsein steigt, und Sie fühlen sich insgesamt attraktiver, vor allem in figurbetonter Kleidung.

Übungstipp:

Prägen Sie sich gleich jetzt ein, dass Sie bei allen Bauchmuskelübungen im praktischen Teil (siehe Seite 30) zuerst die Beckenbodenmuskeln anspannen, damit der Druck des Bauches diese fundamentale Muskelgruppe nicht schwächt oder gar schädigt. Häufig sind die Beckenbodenmuskeln nämlich schon von vornherein instabil.

Der Aufbau der Bauchmuskeln

Da diese Muskelgruppe ganz besonders wichtig ist, sollten Sie zunächst ihren Aufbau kennen lernen. Dieses Wissen hilft Ihnen außerdem enorm bei der praktischen Ausführung der Übungen.

Die unterschiedlichen Verlaufsrichtungen der Bauchmuskeln erlauben Vorwärts-, Seit- und Drehbewegungen des Rumpfes.

Die gesamte Bauchmuskulatur besteht aus:

1. Den geraden Bauchmuskeln
2. Den äußeren schrägen Bauchmuskeln
3. Den inneren schrägen Bauchmuskeln
4. Den queren Bauchmuskeln

Wissenswerte Details

1. **Die geraden Bauchmuskeln** (Mm. rectus abdominis) verlaufen vom Brustbein bis zum Schambein. Sie bestehen aus zwei Längsmuskelsträngen. Ihre Konturen können bei kräftigen, muskulösen oder sehr mageren Menschen unter der Haut deutlich sichtbar sein und den beliebten Waschbrettbauch bewirken. Zwischen den beiden geraden Bauchmuskelschläuchen verläuft die so genannte »weiße Linie« (Linea alba). Im letzten Schwangerschaftsdrittel entsteht hier meistens eine »Rektusdiastase«, weil die beiden Bauchmuskelstränge wie ein Reißverschluss auseinanderweichen. Deshalb sollte die Frau nach einer Geburt zuerst nur die schrägen Bauchmuskeln trainieren. Die geraden Bauchmuskeln beugen den Oberkörper aus der aufrechten Stellung nach vorne.
2. **Die äußeren schrägen Bauchmuskeln** (Mm. obliquus externus abdominis) verlaufen schräg absteigend, genauso wie die äußeren

Entsprechend ihren vielfältigen Funktionen sollte das Training der Bauchmuskeln abwechslungsreich gestaltet werden.

Zwischenrippenmuskeln, und zwar von den unteren Rippen bis zum Darmbeinkamm und zur weißen Linie. Sie durchkreuzen die Fasern des inneren schrägen Bauchmuskels im rechten Winkel. Sie beugen den Rumpf nach vorne. Bei einseitiger Anspannung wird dieser zur Gegenseite gedreht.

3. **Die inneren schrägen Bauchmuskeln** (Mm. obliquus internus abdominis) werden fast vollständig von den äußeren schrägen Bauchmuskeln überdeckt und sind kleiner als diese. Ihre Fasern verlaufen vom Darmbeinkamm aufsteigend zu den unteren Rippen und zur Rektusscheide. Diese Muskeln beugen den Rumpf nach vorne, bei einseitiger Anspannung wird er zur gleichen Seite gedreht.
4. **Die queren Bauchmuskeln** (Mm. transversus abdominis) werden von den schrägen Bauchmuskeln vollkommen überdeckt und verlaufen quer über den ganzen Bauchraum. Sie legen sich um die Bauchorgane wie eine elastische Bauchbinde. Ihre Fasern sind für eine schlanke Taille mit verantwortlich.

Merke:

Die Bauchmuskeln bilden in angespanntem Zustand quasi einen Panzer zum Schutz der Bauchorgane, der nur bei sehr starker Gewalteinwirkung durchbrochen werden kann. Dieses Muskelkorsett gilt es in den Workouts aufzubauen.

Kräftige Gesäßmuskeln – knackiger Po

Hier spricht man vom »M. glutaeus maximus«, »M. glutaeus medius« und »M. glutaeus minimus«. Der »M. glutaeus maximus« ist ein relativ mächtiger Muskel. Er bedeckt die beiden kleineren Gesäßmuskeln größtenteils und ist ein so genannter »Strecker und Außenroller im Hüftgelenk«. Dieser Muskel sorgt dafür, dass der Rumpf nicht nach vorne kippt. Er hebt den Oberkörper aus der Beugung an (Streckbewegung) oder richtet ihn aus der Hocke oder aus dem Sitzen auf. Auch beim Treppensteigen ist er stark beteiligt.

Der Po ist für viele Frauen deshalb eine Problemzone, weil er mit reichlich schlecht durchblutetem Fettgewebe ausgestattet ist. Zudem

verfügt er über ein weiches Bindegewebe, bei dem die Fasern auch noch parallel verlaufen und dadurch recht dehnbar sind.
Zum Trost sei allerdings bemerkt: Der Gesäßmuskel ist sehr gut zu trainieren. Besteht schon Orangenhaut, sollte das Gymnastikprogramm zusätzlich mit durchblutungsfördernden kalt-warmen Wechselduschen sowie Bürstenmassagen unterstützt werden.
Verzichten Sie außerdem stets auf Rolltreppen und Aufzüge, steigen Sie die Treppen immer zu Fuß hoch – zugunsten eines knackigen Pos.

Ein knackiger Po und wohlgeformte Beine ziehen viele Blicke auf sich … auch das stärkt Ihr Selbstbewusstsein.

Feste Oberschenkel – schöne Beine

Bei den Oberschenkelmuskeln unterscheidet man die vordere und die hintere Gruppe. Zu den vorderen Muskeln gehören der kräftige Schneidermuskel und der vierköpfige Oberschenkelstrecker. Dieser ist der größte und kräftigste Muskel des menschlichen Körpers. Er ist dreimal so stark wie die Beugemuskulatur auf der Oberschenkelrückseite.
Die vorderen Oberschenkelmuskeln beugen den Oberschenkel im Hüftgelenk oder strecken den Unterschenkel bei gebeugtem Knie. Die hinteren Oberschenkelmuskeln, von denen der zweiköpfige Oberschenkelmuskel (M. biceps femoris) der wichtigste ist, beugen den Unterschenkel oder strecken das Hüftgelenk.
Im Alltag werden die Oberschenkelstrecker z. B. beim Stehen, Gehen, Laufen und Bücken dauernd gebraucht. Die Oberschenkelbeuger auf der Rückseite des Beines haben dagegen weitaus weniger zu tun. Deshalb kommt es oft zu ungünstigen Zugverhältnissen. Während die vorderen Oberschenkelmuskeln meistens vor allem gedehnt werden sollten, ist für die hinteren Muskeln ein aufbauendes Training wichtig.
Die Innenseite der Oberschenkel bilden die »Adduktoren« mit fünf Muskeln. Sie bewirken das Heranführen des angespreizten Beines und die Stabilisation des Beckens. Ihre Gegenspieler sind die Abduktoren.

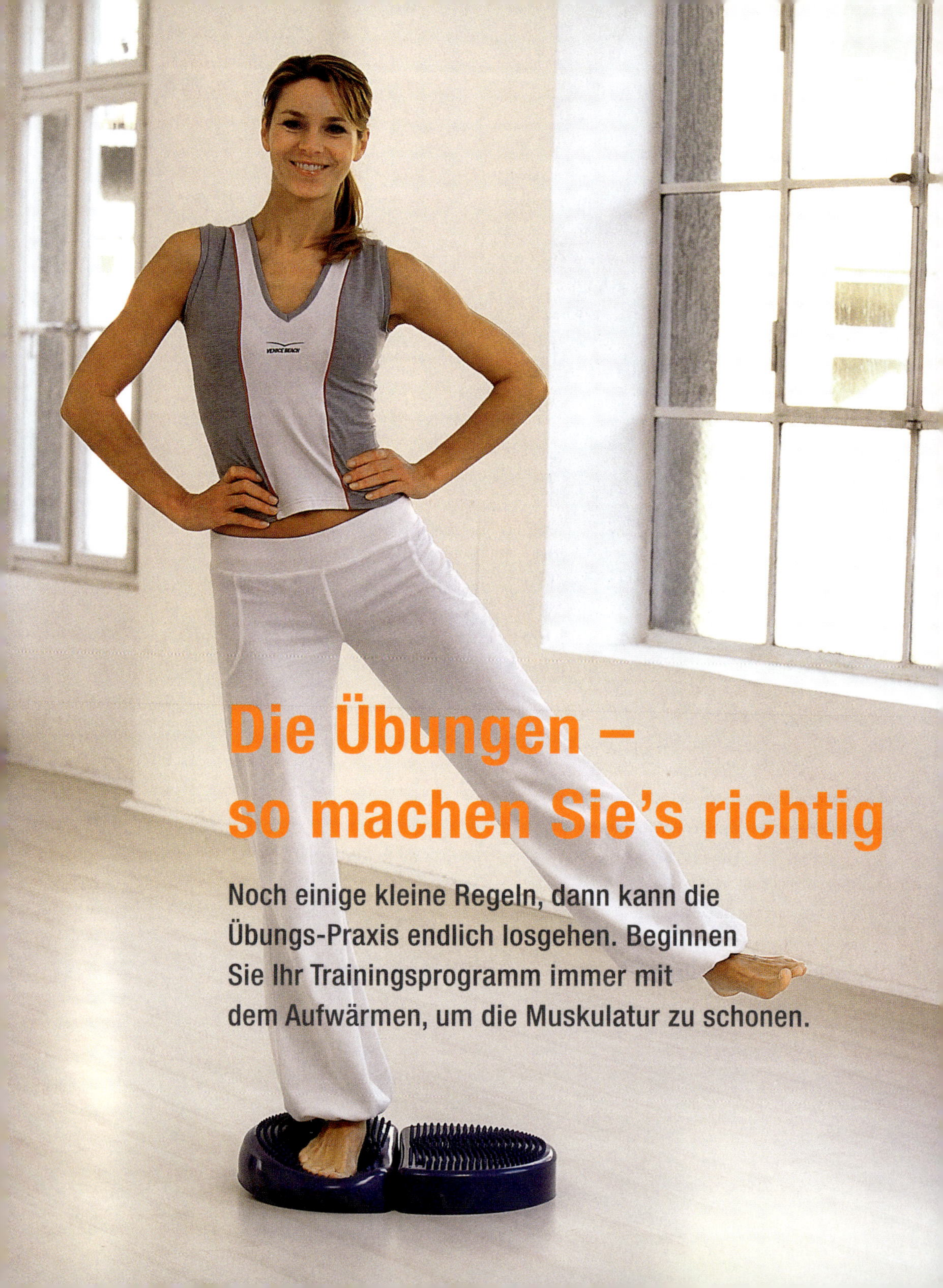

Die Übungen – so machen Sie's richtig

Noch einige kleine Regeln, dann kann die Übungs-Praxis endlich losgehen. Beginnen Sie Ihr Trainingsprogramm immer mit dem Aufwärmen, um die Muskulatur zu schonen.

Das sollten Sie beachten:

Wenn Sie sich für jede Trainingseinheit ein bisschen Zeit nehmen und nicht ablenken lassen, dann ziehen Sie den optimalen Nutzen aus den Übungen. Am besten, Sie zögern nicht und fangen gleich heute damit an!

1. Stets mit dem Aufwärmen als Vorbereitung beginnen. Dauer: 4–10 Minuten. Eine erwärmte Muskulatur ist weniger verletzungsanfällig. Herz und Kreislauf kommen in Schwung, der Körper tankt Sauerstoff und entleert die Fettzellen.
2. Auf einen gelösten Atem achten. Während der Anspannung ausatmen – bei der Erholung einatmen. Immer eine korrekte Körperhaltung und Ausgangsstellung einnehmen. Nur so ist das Workout effektiv.
3. Die Anspannung 6–10 Sekunden halten, bei gutem Trainingszustand 10–15 Sekunden, danach kurz entspannen.
4. Jede Übung 4–8 Mal machen, später 8–15 Mal oder öfters.
5. Nach jeder Übung entspannen, um der Muskulatur ausreichend Erholung zu gönnen.
6. Nach dem gesamten Programm etwas länger relaxen und den Übungen nachspüren. Fragen Sie sich: Wie fühlen sich jetzt Bauch, Po und Beine an? Dabei ganz gelöst atmen.
7. Für eine schnelle Wirkung 3–4 Mal in der Woche trainieren.
8. Dehnungspositionen mindestens 30–60 Sekunden halten, noch besser 2–3 Minuten. Dabei den gelösten Atem in die gedehnte Körperpartie fließen lassen.
9. Stretching nach dem Aufwärmen sowie am Ende eines Workouts einsetzen. Dehnungsübungen am Schluss fördern die Entspannung und Durchblutung der Muskulatur. Der Muskel bleibt oder wird geschmeidig und harmonisch geformt. Sanftes Dehnen zwischendurch sorgt für weiche, elastische Muskeln, die nicht so leicht verspannen.
10. Nur so weit stretchen, bis ein leichtes Spannungsgefühl eintritt; dann etwa 20 Sekunden in der Position verharren und die Dehnung ein wenig verstärken.
11. Ruckartige Bewegungen vermeiden.
12. Die Spannung immer langsam und bewusst lösen.

Achten Sie auf die exakte Ausführung jeder Übung. Besonders wichtig ist das genaue Einhalten der Ausgangs- und Endstellung.

Wichtig: die korrekte Haltung

Achtung! Eine falsche Haltung während der Übungen kann Rückenprobleme verursachen und die Wirkung mindern.

Im Stehen

- Die Knie sind immer leicht gebeugt, nie überstreckt!
- Das Becken stets in der Mitte halten, Po und Bauch leicht anspannen. Hohlkreuz unbedingt vermeiden!
- Das Kinn nicht nach oben recken, eher leicht zurückschieben und den Scheitelpunkt des Kopfes nach oben führen. Die Halswirbelsäule möglichst lang machen.
- Die Schultern leicht nach unten und die Schulterblätter zur Wirbelsäule hin ziehen.

Im Liegen

- Bei den meisten Übungen im Liegen werden die Beine im 90-Grad-Winkel aufgestellt. So vermeiden Sie ein starkes Hohlkreuz. Bei den Bauchmuskelübungen wird dadurch der Hüftlendenmuskel ausgeschaltet, der nicht gekräftigt werden soll.
- Der Hinterkopf liegt gut auf, das Gesicht zeigt parallel zum Boden. Die Halswirbelsäule nicht überstrecken, das Kinn sollte nicht zu weit oben sein.

Im Sitzen

- Achten Sie auf eine lotgerechte Wirbelsäulenhaltung. Die Knie stehen hüftbreit auseinander, und die Füße befinden sich genau unter ihnen.

Im Vierfüßlerstand

- Zwischen Oberarmen und Rumpf sowie zwischen Rumpf und Oberschenkeln bzw. zwischen Ober- und Unterschenkeln muss ein rechter Winkel bestehen. Die Hände befinden sich unterhalb der Schultern, und der Rücken ist gerade. Hinterkopf und Wirbelsäule bilden eine Linie.

Merke:

Spannen Sie bei allen Bauchmuskelübungen unbedingt zuerst die Beckenbodenmuskeln an. So vermeiden Sie, dass die Hüftbeuger mitarbeiten, die ein Hohlkreuz verstärken würden. Außerdem werden dann die Eingeweide nicht gegen einen laschen Beckenboden gedrückt und können diesen nicht schädigen. Wenn Sie dies beachten, sind Ihre Übungen obendrein noch wesentlich effektiver.

Das Aufwärmen fantasievoll gestalten

Beginnen Sie jedes Übungsprogramm mit einem Warm-up nach Lust und Laune. Es dient der Einstimmung des Organismus auf die folgende Trainingsarbeit. Die Gelenke, Muskeln und Bänder sind dadurch viel weniger verletzungsanfällig. Das Herz-Kreislauf-System kommt in Schwung, und die Atmung wird durch die verstärkte Sauerstoffzufuhr angeregt. Das Aufwärmen fördert die Kondition und macht die Fettverbrennung in den Problemzonen effektiver.

Beim Warm-up sind der Fantasie keine Grenzen gesetzt. Jedoch sollte es mindestens 5 Minuten dauern.

Ideen fürs Warm-up

Gestalten Sie die anfängliche Aufwärmzeit abwechslungsreich. So macht sie richtig Freude und Lust auf mehr Übungen. Sie werden sehen, mit fetziger, rhythmischer Musik ganz nach Ihrem Geschmack geht alles besser, und Sie bleiben länger und lieber »am Ball«. Nehmen Sie sich mindestens 5–10 Minuten Zeit für die Erwärmung.
Anregungen für Drinnen:

- Seil springen
- Tanzen, ganz frei nach Fantasie
- Auf dem Ballkissen (oder Aero-step) walken
- Trampolin springen
- Fahrrad fahren auf dem Ergometer
- Auf dem Stepper bewegen
- Auf dem Pezzi-Ball hüpfen

Weitere Vorschläge für den Trainingsbeginn

- Locker auf der Stelle laufen, die Arme schwingen gegengleich.
- Die gleiche Übung können Sie auch auf einem Ballkissen machen, so ist sie noch effektiver.
- Auf der Stelle laufen und abwechselnd immer ein Knie nach oben ziehen oder die Fersen hinten ans Gesäß bringen.
- Mit geschlossenen Beinen auf der Stelle springen, dabei werden Ober- und Unterkörper gegeneinander gedreht. Während Füße und Knie nach rechts zeigen, schwingen Sie die Arme nach links und anschließend umgekehrt.

- Springen wie ein Hampelmann: während des Hüpfens Arme und Beine öffnen und schließen.
- Auf der Stelle hüpfen und abwechselnd das rechte und linke Knie hochziehen. Jeweils den gegengleichen Ellbogen zum hochgezogenen Knie führen.
- Schrittstellung: diese Position hüpfend wechseln, sodass einmal der rechte Fuß vorne steht, das andere Mal der linke. Die Arme dabei gegengleich mitschwingen.
- Abwechselnd das rechte und linke Knie hochziehen und in alle Richtungen boxen.

Achten Sie beim Hüpfen auf eine gerade Rücken- und Kopfhaltung. Schauen Sie dabei nach vorne.

Stretching für einen elastischen Körper

Mit Stretching meint man das Dehnen eines Muskels. Trainieren Sie nie kalte Muskeln! Die Verletzungsgefahr bei einem »Kaltstart« ist einfach zu groß. Ein Muskelkater wäre noch das kleinste Übel; jedoch könnte es auch leicht zu Muskelrissen, Zerrungen und Gelenkschäden kommen.
Die Dehnübungen gleich nach dem Warm-up sind ein absolutes Muss vor den speziellen Workouts. Auch als Lockerung für zwischendurch sind sie ratsam. Und am Ende eines Übungsprogramms bewirken sie die nötige Lockerung, sodass keine Verspannungen zurückbleiben und die Muskeln harmonisch geformt, schön geschmeidig und elastisch bleiben.

Stretching – so wird's gemacht:

Halten Sie die Dehnung mindestens 30 Sekunden. Sehr wichtig dabei ist, dass Sie den Atem ruhig weiterfließen lassen. Die Dehnspannung nie ruckartig, sondern langsam lösen.

Dehnung der geraden Bauchmuskeln

Gerade wenn Sie viel Bauchmuskeltraining machen, sollten Sie diese Dehnungsübungen zur Entspannung der Muskulatur immer wieder ausführen.

Übung 1: Legen Sie sich auf den Rücken und stellen Sie die Beine auf. Drücken Sie das Becken ganz hoch, sodass zwischen Schultern und Knien eine gerade Linie entsteht.
Übung 2: Rückenlage mit angestellten Beinen. Die Arme weit nach hinten strecken. Beide Knie gleichzeitig auf die rechte Seite fallen lassen und die Position etwa 30 Sekunden halten. Dabei ruhig weiteratmen. Dann die andere Seite dehnen.

Dehnung der schrägen Bauchmuskeln

Trainingsziel der schrägen Bauchmuskulatur ist eine schmale Taille. Also auch hier die Entspannung zwischendurch nicht vergessen!
Übung: Legen Sie sich auf den Rücken, stellen Sie die Beine auf, und legen Sie die Arme in der U-Halte neben den Kopf. Dann beide Knie langsam zu einer Seite ablegen und gleichzeitig den Kopf in die entgegengesetzte Richtung drehen. Die Dehnung in der Seite beachten. Die Beine nach mindestens 30 Sekunden wieder aufstellen. Nachspüren und in Gegenrichtung üben.

Stretching verbessert die Beweglichkeit, verlängert den Muskel und verringert die Verletzungsgefahr.

Dehnung der Gesäßmuskulatur

Übung: Legen Sie sich auf den Boden und ziehen Sie nacheinander beide Knie zum Bauch. Legen Sie die Hände in die Kniekehlen und schieben Sie den Scheitel des Kopfes in die Verlängerung der Wirbelsäule. Spüren Sie die angenehme Dehnung im Rücken- und Gesäßbereich.

Dehnung der Po- und Hüftlendenmuskulatu

Übung: Legen Sie sich auf den Rücken, die Beine sind aufgestellt. Ein Bein anwinkeln, beide Hände in die Kniekehle legen, das Knie zum Bauch heranziehen. Gleichzeitig das andere Bein mit der Ferse voraus am Boden entlang nach vorne strecken. Danach die andere Seite üben.
Noch besser: Legen Sie ein Ballkissen unter das Becken, sodass die Dehnung des Hüftlendenmuskels verstärkt wird.

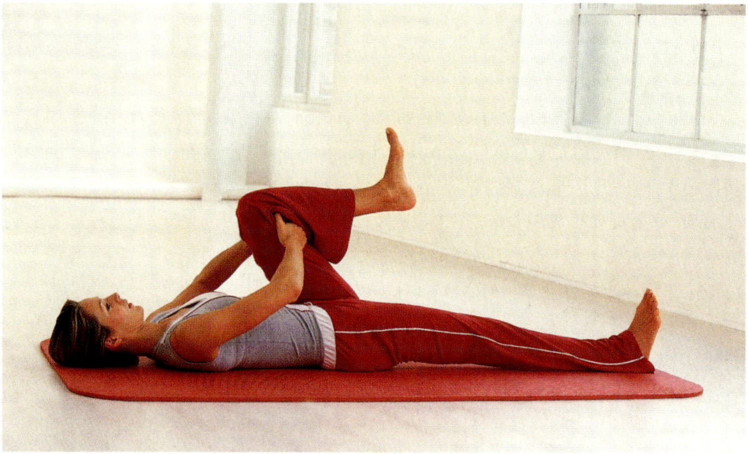

Übung 2

Dehnung der Oberschenkelrückseite und der Waden

Übung 1: Nehmen Sie eine leichte Schrittstellung ein. Verlagern Sie das Gewicht auf das hintere Bein, und beugen Sie dieses Knie. Die Zehenspitze des vorderen Fußes nun nach oben ziehen. Beide Hände auf das Knie des Standbeins stützen, den Rücken unbedingt gerade halten. Anschließend die Schrittstellung wechseln und das andere Bein stretchen.

Es ist wissenschaftlich erwiesen, dass Muskeln durch Stretching eine größere Gelenkreichweite bekommen.

Übung 2: Legen Sie sich auf den Boden und ziehen Sie ein Knie zum Bauch. Umfassen Sie den Oberschenkel dieses Beins und drücken Sie die Ferse langsam nach oben in Richtung Decke, sodass das Bein so gut wie möglich durchgestreckt wird. Ziehen Sie den Oberschenkel sanft zu sich heran. Die Dehnung halten. Seitenwechsel.

Übung 3: Knien Sie sich auf den Boden, und strecken Sie ein Bein nach vorne. Legen Sie unter das Stabilisationsknie ein Handtuch. Ziehen Sie dann die Zehenspitze des nach vorne gestreckten Beines nach oben und stützen Sie sich mit beiden Händen auf diesem Oberschenkel ab. Rücken und Wirbelsäule sollten dabei gerade sein. Schieben Sie nun das Gesäß so weit nach hinten, bis eine deutliche Dehnung zu spüren ist.

Dehnung der Wadenmuskulatur

Um einer Verkrampfung vorzubeugen, ist auch hier die Dehnung immer wieder sinnvoll.

Übung: Stellen Sie sich in die kleine Schrittstellung, und führen Sie dann das hintere Bein noch weiter zurück. Das Gewicht lastet auf dem vorderen Bein, dessen Knie ein wenig gebeugt ist. Legen Sie die Hände in die Hüfte oder stützen Sie sich auf einer Stuhllehne oder an einer Wand ab. Stellen Sie den hinteren Fuß auf die Zehenspitze und senken Sie die Ferse dann langsam auf den Boden. Die Dehnung etwas halten. Danach Seitenwechsel.

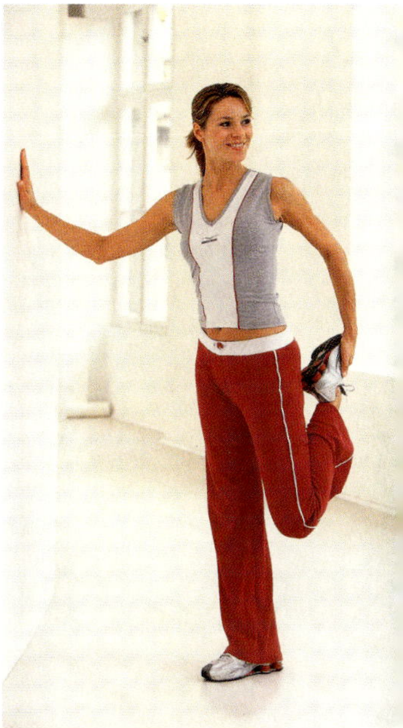

Übung 1

Dehnung der Oberschenkelvorderseite

Übung 1: Stellen Sie sich mit der rechten Seite zur Wand, und stützen Sie sich mit der rechten Hand daran ab. Ziehen Sie dann mit der linken Hand den linken Fuß langsam in Richtung Gesäß. Spannen Sie die Bauch- und Gesäßmuskeln etwas an, so spüren Sie die Dehnungsspannung im Oberschenkel. Diese Position etwas halten, dann das Bein wechseln.

Übung 2: Legen Sie sich auf den Boden und drehen Sie sich auf die rechte Seite. Die Beine sind leicht angebeugt. Umfassen Sie mit der rechten Hand das rechte Fußgelenk, und ziehen Sie den Oberschenkel sanft nach hinten. Kein Hohlkreuz machen, Bauch und Po leicht anspannen. Halten Sie die Dehnspannung und drehen Sie sich danach auf die andere Seite.

Übungen für die Bauchmuskeln

Die klassischen Übungen für die geraden sowie für die schrägen Bauchmuskeln sind die so genannten »Crunches«. Hier sind viele Variationen möglich. Wiederholen Sie eine Übung so oft Sie können, gemäß Ihrem individuellen Trainingszustand, mindestens allerdings 4–8 Mal. Vergessen Sie dabei nicht, den Atem ruhig und gelöst fließen zu lassen. Die »Crunches« gelten als die effektivsten und rückenschonendsten Übungen im Bauchmuskeltraining.

Halten Sie bei den Übungen für die Bauchmuskeln niemals die Luft an. Regelmäßiges Training bringt rasch Fortschritte.

Wichtig ist, dass Sie während des Bauchtrainings keine Schmerzen in der Lendenwirbelsäule verspüren. Bei diesen Ausgangspositionen liegt der untere Teil der Wirbelsäule gut auf, sodass eine Überbeanspruchung vermieden wird.

Vier mögliche Ausgangspositionen:

Die ab Seite 32 folgenden Bauchmuskelübungen können Sie jeweils mit einer dieser Ausgangsstellungen beginnen.

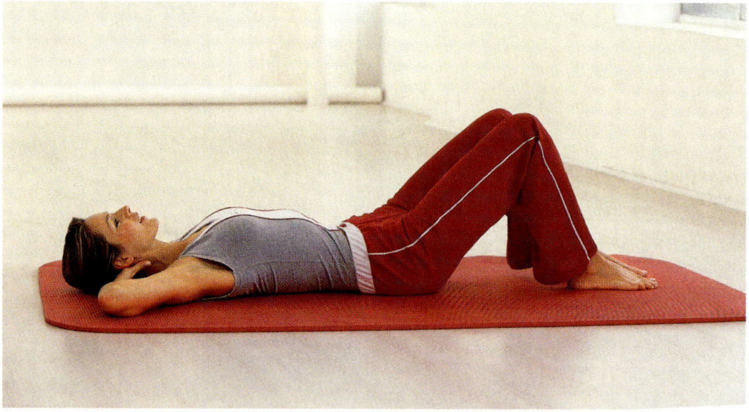

1. Grundposition: Legen Sie sich auf die Übungsmatte und stellen Sie die Füße auf. Der Rücken sollte dabei fest auf der Matte liegen.

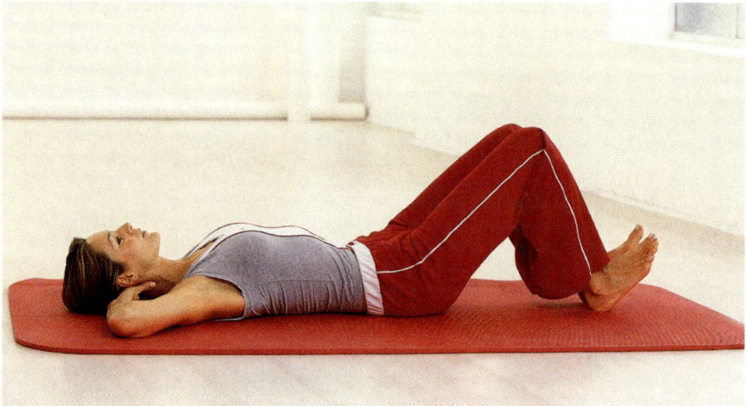

2. Grundposition: Legen Sie sich auf die Matte wie oben. Der Effekt wird verstärkt, wenn Sie die Zehenspitzen hochziehen und die Fersen in den Boden stemmen.

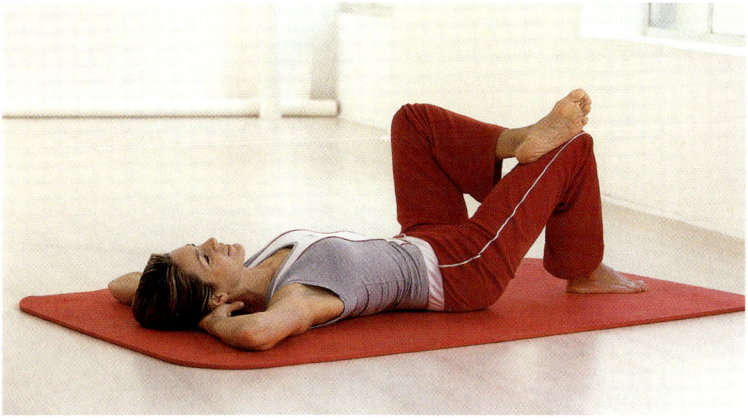

Sind Ihre Bauchmuskeln erst einmal gekräftigt, wird auch der Rücken entlastet, und seine Muskulatur muss weniger Arbeit leisten.

3. Grundposition: Legen Sie sich auf die Matte und stellen Sie die Beine auf. Platzieren Sie nun einen Fuß auf das gegengleiche Knie. Danach die Seite wechseln.

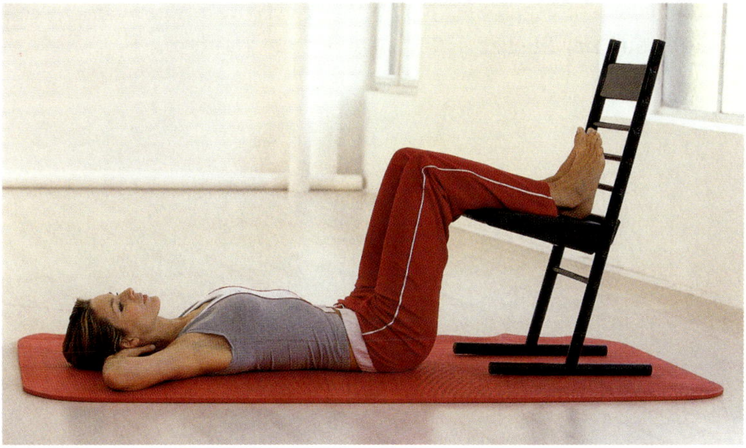

Besonders rückenschonend ist das Bauchmuskeltraining, wenn die Beine auf einem Stuhl oder Pezziball ruhen.

4. Grundposition: Der untere Rücken liegt am besten auf, wenn Sie die Unterschenkel auf einen Stuhl oder Pezzi-Ball geben. Zwischen Hüft- und Kniegelenk sollte ein rechter Winkel sein. Oder: Sie ziehen die Knie so weit zum Bauch, dass auch ohne Unterlage ein rechter Winkel entsteht. Verschränken Sie zusätzlich die Fußgelenke.

Der gerade Bauchmuskel

Viele Bauchmuskelübungen sind für Untrainierte nicht einfach, denn schließlich müssen Sie dabei mit dem eigenen Körpergewicht gegen die Schwerkraft arbeiten. Überfordern sie sich nicht und machen Sie nur so viele Wiederholungen, wie es Ihnen möglich ist. Sie können dann von Mal zu Mal Ihre Leistung steigern.

Übung

Ausgangsposition: Grundposition 1 (siehe Foto S. 30), das heißt, Sie legen sich auf die Matte und stellen die Füße an. Das Kreuz sollte dabei fest aufliegen. Verschränken Sie die Hände hinter dem Kopf, wobei die Ellenbogen während der ganzen Übung nach außen zeigen.
Durchführung: Atmen Sie liegend ein. Drücken Sie dann ausatmend zuerst den Rücken nach unten gegen die Unterlage, heben Sie nun einatmend den Kopf und dann die Schulterblätter vom Boden ab. Erspüren Sie die Anspannung in den geraden Bauchmuskeln und ziehen Sie das Brustbein in Richtung Decke. Wichtig dabei: Der Kopf befindet sich in Verlängerung zur Wirbelsäule, der Blick ist nach oben zur Decke gerichtet. Atmen Sie auch während der Anspannung wei-

Tipp
Stellen Sie sich vor, dass zwischen Schambein und Nabel ein Gummiband gespannt ist. Es sollte seine Spannung während der ganzen Übung nicht verlieren und immer gleich lang bleiben.

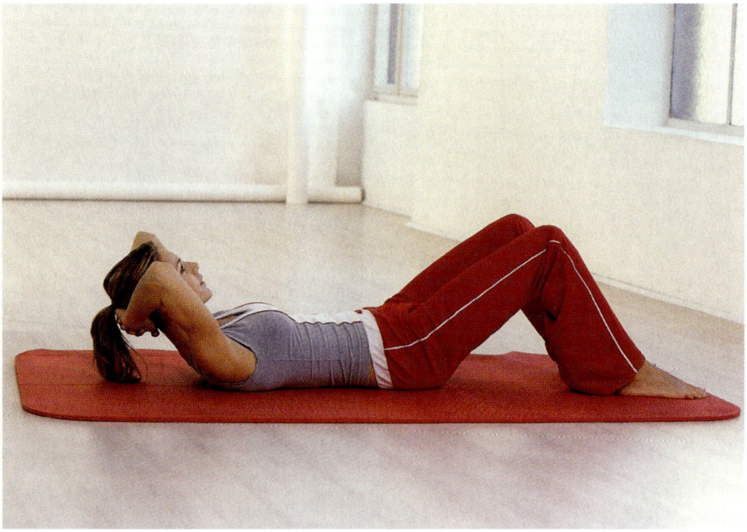

Übung 2

ter. Danach Kopf und Arme wieder gelöst ablegen und der Übung etwas nachspüren.

Variante 1: Strecken Sie beide Arme nach außen gedreht seitlich am Körper vorbei, sodass die Handflächen nach oben zeigen. Hände und Schultern einige Male nach vorne schieben. Die Brustwirbelsäule dabei nicht einrollen, das Brustbein bleibt angehoben. Variieren Sie die Fuß- und Beinstellung.

Der gerade Bauchmuskel lässt sich relativ schnell kräftigen. Beginnen Sie am besten sofort mit regelmäßigem Training!

Variante 2: Heben Sie die Unterschenkel an, sodass zwischen Ober- und Unterschenkel ein rechter Winkel entsteht, und überkreuzen Sie die Fußgelenke. Strecken Sie dann die Arme seitlich am Körper vorbei nach vorne und beugen Sie die Hände nach oben. Stemmen Sie jetzt beide Hände in Richtung Fersen vor, als ob Sie eine Wand wegdrücken wollten.

Variante 3: Noch schwieriger ist es so: Strecken Sie die Beine senkrecht nach oben, wobei die Knie aber nicht ganz durchgestreckt sind, und überkreuzen Sie die Fußgelenke. Spannen Sie die Bauch- und Beckenbodenmuskeln an, und heben Sie mit der Ausatmung den Po langsam ab. Mit der Einatmung wieder ablegen. Führen Sie diese Übung ohne Schwung aus.

Weg mit dem Bauch!

Ein flacher Bauch sieht nicht nur schöner aus, sondern gut trainierte Bauchmuskeln sind außerdem eine wirksame Vorbeugung gegen Rückenschmerzen. So halten Sie Ihren Bauch in Form:

- Regelmäßiges Training der gesamten Bauchmuskulatur.
- Stretching-Übungen für den Bauch ins Workout einbauen und die Muskulatur nicht überlasten!
- Fettpölsterchen schwinden durch die richtige Ernährung: fett- und kalorienarm sowie vitamin- und ballaststoffreich.
- Keine Radikaldiäten! Gefahr von Mangelernährung! Leere Fettdepots werden außerdem wesentlich schneller wieder aufgefüllt als vor einer solchen Diät (Jo-Jo-Effekt).

Der schräge Bauchmuskel

Möglicherweise ist Ihre schräge Bauchmuskulatur nicht auf beiden Seiten gleich gut trainiert. Üben Sie in diesem Fall die schlechtere Seite so lange, bis Sie jeweils die gleiche Anzahl an Wiederholungen schaffen.

Übung 1

Ausgangsposition: Gehen Sie in die 3. Grundposition (siehe Seite 31) mit aufgestellten Beinen, und legen Sie einen Fuß auf das gegengleiche Knie.

Durchführung: Drehen Sie den Oberkörper nun leicht nach rechts, und ziehen Sie die rechte Schulter in Richtung linkes Knie. Die Ellenbogen zeigen nach außen. Danach die andere Seite üben, Sie dürfen dabei auch das Bein der Grundposition wechseln.

Übung 2

Ausgangsposition: Beispielsweise beide Beine aufstellen und die Zehen hochziehen. Dann die linke Ferse in den Boden hineindrücken und den rechten Fuß auf das linke Knie legen, das nach außen zeigt.

Tipp
Sie können den passiven Arm einfach neben dem Körper auf dem Boden liegen lassen.

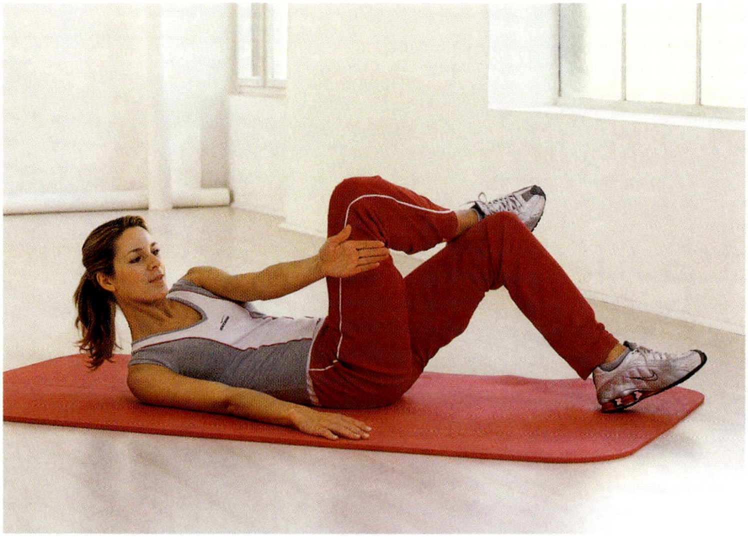

Übung 2

Durchführung: Heben Sie den Kopf und das linke Schulterblatt an, drehen Sie jetzt den Oberkörper ein wenig nach rechts. Ziehen Sie mit dem linken gestreckten Arm am rechten äußeren Oberschenkel diagonal nach vorne. Die Spannung etwas halten, dann wieder zurücklegen. Nach mindestens 4–8 Wiederholungen die Seite wechseln.

Das Ziel beim Training der schrägen Bauchmuskulatur ist eine schmale Taille.

Übung 3

Wenn Sie zwei- bis viermal pro Woche Bauchmuskeltraining machen, werden Sie schnell einen Erfolg merken. Wichtig: nie mit Schwung arbeiten, die Kraft sollte immer aus dem Bauch kommen.

Ausgangsposition: Die Beine sind aufgestellt, und die rechte Hand liegt zur Unterstützung am Hinterkopf.

Durchführung: Ziehen Sie das rechte Knie rechtwinklig zum Körper heran, und legen Sie die linke Hand von vorn an den linken Oberschenkel unterhalb des Knies, wobei die Finger nach rechts und der Ellenbogen nach links zeigen. Drücken Sie mit der Hand kräftig dagegen und geben Sie mit dem Bein angemessenen Widerstand. Die Seiten nach einiger Zeit wechseln. Danach die Muskulatur wieder ausreichend entspannen.

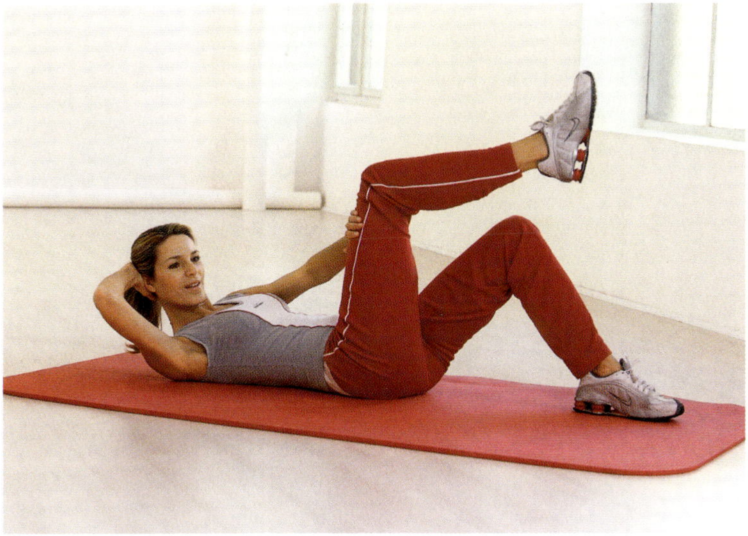

Übung 3

Auch die »seitlichen Crunches« sind sehr wirkungsvolle Bauchmuskelübungen. Die Varianten sollten nur von besser Trainierten ausgeführt werden.

Variante 1: Die Übung wird noch effektiver, wenn Sie beide Knie zum Körper hin anziehen, dann Kopf und Schulterblätter vom Boden abheben und die rechte Hand gegen den linken Oberschenkel drücken. Die Fingerspitzen zeigen dabei nach links und der Ellbogen nach rechts. Stemmen Sie jetzt die linke Hand am linken Oberschenkel vorbei nach vorne, als ob Sie eine Wand wegdrücken wollten.

Variante 2: Übung wie Variante 1, obendrein allerdings noch das rechte Bein flach über dem Boden nach vorne ausstrecken und die Fußspitzen hochziehen.

Übung 4

Diese Übung gehört zu den »seitlichen Crunches«. Auch sie kräftigen die schrägen Bauchmuskeln und bewirken, dass Ihr Bauch flacher und insgesamt schöner wird.

Ausgangsposition: Seitenlage mit leicht angezogenen Knien. Stützen Sie den linken Unterarm auf, sodass sich der Ellenbogen senkrecht unter dem Schultergelenk befindet. Legen Sie die andere Hand vor dem Körper in Brustkorbhöhe auf.

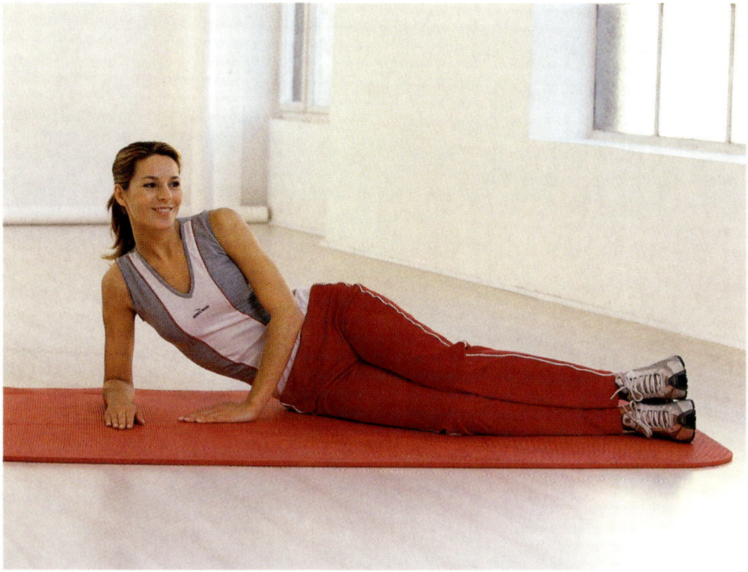

Übung 4: Ausgangsposition

Durchführung: Stabilisieren Sie zuerst das Becken durch eine leichte Anspannung der Bauch- und Gesäßmuskeln. Heben Sie es nun langsam ab, bis sich der Körper vom Kopf bis zum Becken in einer Linie befindet. Der Kopf darf nicht einsinken, der Blick sollte nach vorne gerichtet sein. Halten Sie diese Position mindestens 6–10 Sekunden und senken Sie das Becken dann langsam wieder. Machen Sie möglichst viele Wiederholungen. Danach die Seiten wechseln.

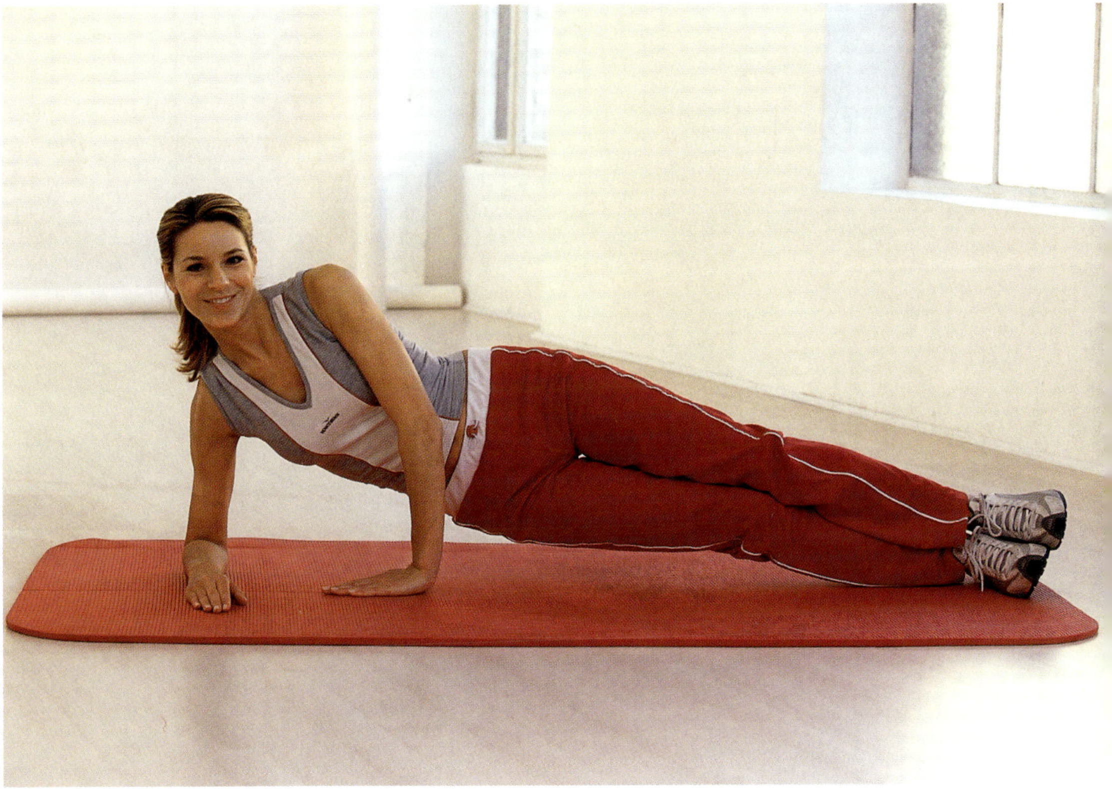

Übung 4: Endstellung

Variante 1: Die Übung wird noch schwieriger, wenn Sie die obere Hand auf den Oberschenkel oder auf die Hüfte legen.
Variante 2 : Die Knie durchstrecken.

Die Bicycle-Methode

Flacher Bauch und schöne Taille
Eine gut ausgebildete gerade Bauchmuskulatur sorgt für einen flachen Bauch, die schrägen und die queren Bauchmuskeln beeinflussen günstig die Formung der Taille.

Übung

Diese Übung, bei der Sie liegend Fahrrad fahren, trainiert alle Bauchmuskeln gleichzeitig und ist äußerst effektiv. Achten Sie darauf, dass die Lendenwirbelsäule stets gut auf der Matte liegt. So schonen Sie Ihr Kreuz.

Ausgangsposition: Legen Sie sich auf den Rücken und stellen Sie die Beine auf.

Durchführung: Drücken Sie die Wirbelsäule, den Hinterkopf und die Arme auf den Boden, heben Sie die Beine im 90-Grad-Winkel an und fahren Sie Fahrrad. Nach einer Weile abwechselnd nach links und nach rechts »in die Kurve« fahren. Das stärkt die schrägen Bauchmuskeln zusätzlich und macht auch noch Spaß.

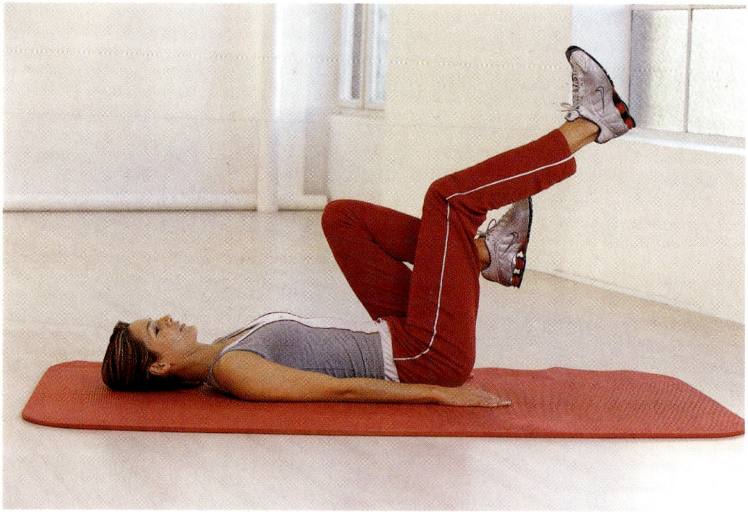

Variante: Wie oben, jedoch beide Hände an den Hinterkopf legen und abwechselnd den rechten Ellenbogen zum linken Knie und den linken Ellenbogen zum rechten Knie führen. Halten Sie so lange wie möglich durch. Atmen Sie unbedingt gelöst weiter. Diese Übung ist sehr wirkungsvoll.

Übungen für Po und Beine

Nicht allein ein flacher Bauch macht eine gute Figur. Daher sind die folgenden Übungen für Gesäß und Beine unerlässlich, wenn Sie einen Superbody bekommen oder erhalten möchten.

Übung 1

Achten Sie bei dieser klassischen Bein-Übung auf eine korrekte Körperhaltung (siehe Seite 24). Das Becken soll in die Mitte gebracht werden, vermeiden Sie ein Hohlkreuz!

Ausgangsposition: Stellen Sie sich auf den Boden, die Füße hüftbreit auseinander, Bauch und Po spannen Sie leicht an. Beugen Sie die Knie etwas, und legen Sie die Hände auf die Oberschenkel. Eine aufrechte Haltung ist wichtig.

Durchführung: Beugen Sie die Knie, als ob Sie auf einem Stuhl sitzen wollten. Halten Sie die Position 6–10 Sekunden, dann wieder strecken. Die Fußsohlen bleiben dabei auf dem Boden. Versuchen Sie, möglichst viele Wiederholungen zu schaffen. Steigern Sie am besten von Mal zu Mal, um sich nicht gleich am Anfang zu überanstrengen.

Variante: Beugen und strecken Sie die Knie dynamisch in kleinen Bewegungen auf und ab. Finden Sie auch hier das rechte Maß, und achten Sie auf die Haltung!

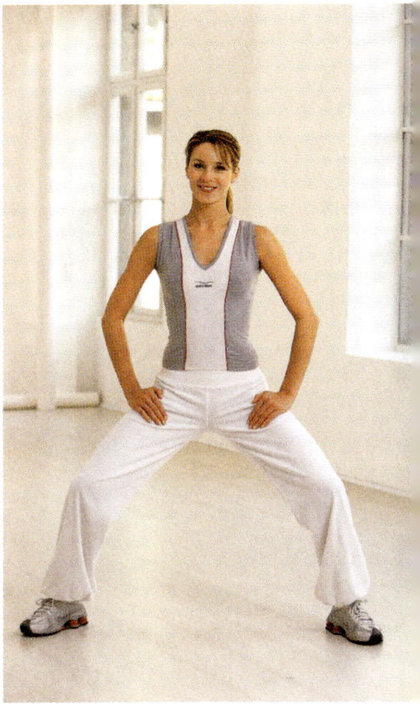

Übung 1

Übung 2

Sie trainieren nun Po und Beine gleichzeitig. Üben Sie eventuell vor einem Spiegel, damit Sie Ihre Haltung kontrollieren und korrigieren können. Alle drei Übungen sind auch im normalen Vierfüßlerstand mit aufgestützten Händen möglich.

Ausgangsposition: Vierfüßlerstand, beide Unterarme aufsetzen, sodass das Körpergewicht auf den Knien und Unterarmen ruht. Das Becken ist höher als der Kopf, und der Blick ist nach unten gerichtet. Stellen Sie sich vor, Ihr Kopf würde von einem unsichtbaren Faden nach vorne gezogen werden, in einer Linie zur Wirbelsäule.

Durchführung: Strecken Sie ein Bein nach hinten in die Verlängerung des Rückens, auf keinen Fall höher. Ziehen Sie die Fußspitze nach unten. Heben und senken Sie dann das Bein minimal auf und ab. Halten Sie durch, solange Sie können, mindestens 6–10 Mal, dann das Knie absetzen und mit dem anderen Bein üben.

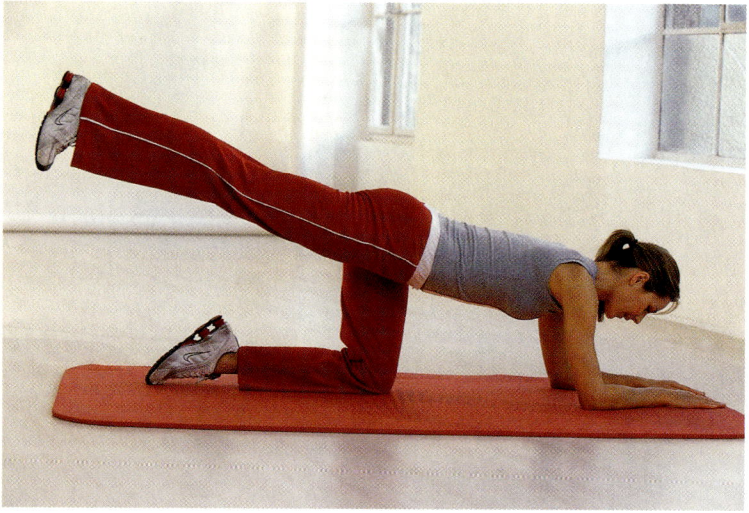

Übung 2

Variante 1: Winkeln Sie das angehobene Bein im Kniegelenk an. Dabei zeigt die Fußsohle nach oben. Dann den Fuß bzw. das Knie einige Male in kleinen Bewegungen heben und senken. Spannen Sie die Bauchmuskeln an, um ein Hohlkreuz zu vermeiden.
Variante 2 : Ein Knie seitlich anheben und ganz langsam wieder senken. Mehrmals Wiederholen.

Übung 3

Gut trainierte Oberschenkelmuskeln verbessern die gesamte Körperhaltung. Mit diesen Übungen beugen Sie einer möglichen Cellulite vor oder bessern sie, falls sie schon vorhanden ist.
Ausgangsposition: Legen Sie sich auf die rechte Seite, beide Knie sind leicht angewinkelt. Der rechte Arm liegt unter dem Kopf, der andere ist vor dem Brustkorb abgestützt.
Durchführung: Heben Sie das obere linke Bein ein wenig an, wobei die Fußspitze angezogen ist und nach vorne zeigt. Das Bein in kleinen Bewegungen heben und senken. Dann die Seite wechseln.

Mit einem regelmäßigen Training der Beine können Sie Venenproblemen vorbeugen.

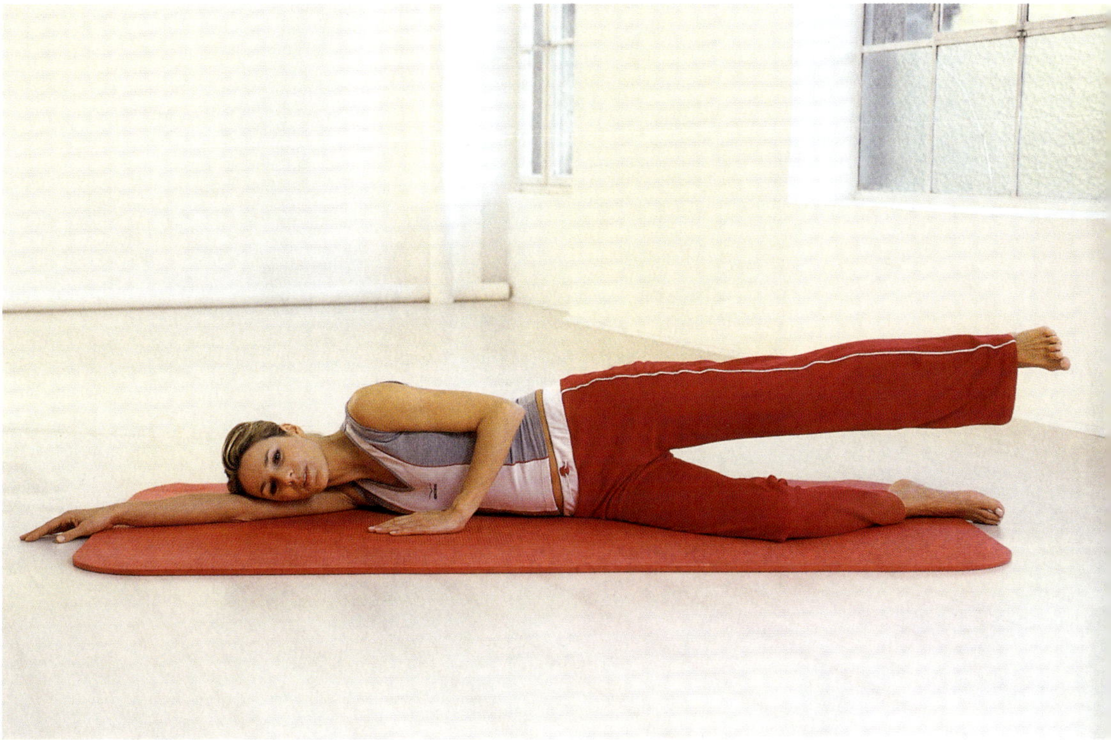

Übung 3

Variante 1: Das obere Bein strecken und bis in die Waagerechte anheben, jetzt leicht auf und ab bewegen.
Variante 2: Ausgangsstellung wie oben, das obere Bein leicht anheben und das Knie langsam in Richtung Brust ziehen, dann wieder strecken.

Übung 4

Ausgangsposition: Gestreckte Seitenlage, stützen Sie sich auf den unteren Ellenbogen auf, sodass der Oberkörper etwas angehoben ist. Die andere Hand liegt vor dem Oberkörper auf dem Boden. Das obere Bein vor dem Oberschenkel des unteren Beines aufstellen.
Durchführung: Das untere gestreckte Bein langsam anheben und wieder absenken.

Übung 5

Achten Sie bei dieser Übung und ihren schwereren Varianten auf die Anspannung im Po. So ist sie eine echte Geheimwaffe gegen Orangenhaut. Sind Sie in schlechtem Trainingszustand, dann führen Sie die Varianten erst nach einiger Zeit aus.

Eine gezielte Atmung verstärkt die Wirkung der Übungen. Achten Sie darauf, den Atem während der Anspannung nie anzuhalten.

Ausgangsposition: Legen Sie sich flach auf den Rücken und stellen Sie die Beine auf, die Arme sind bequem neben dem Körper abgelegt.
Durchführung: Spannen Sie die Gesäß- und Beckenbodenmuskeln kräftig an, und heben Sie das Becken ab, sodass Rumpf und Oberschenkel eine Linie bilden. Atmen Sie währenddessen aus. Danach die Spannung wieder lösen und das Becken ablegen, dabei einatmen.

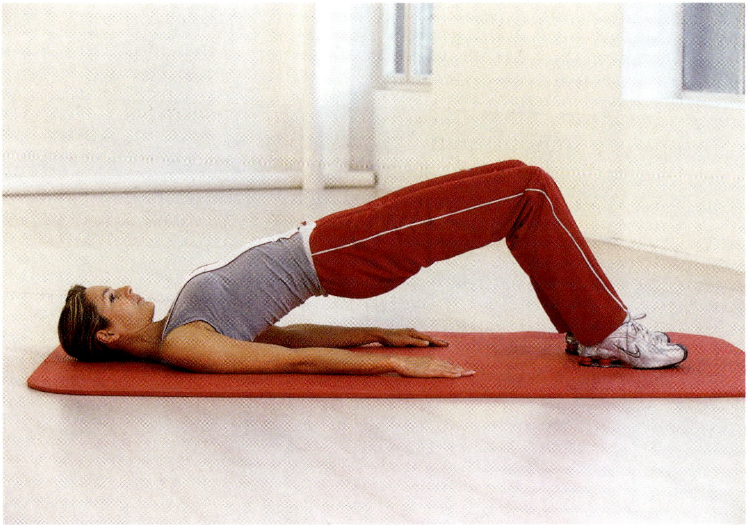

Übung 5

Variante 1: Das Becken wie oben anheben, die Muskelspannung jedoch einige Atemzüge lang halten, erst dann das Becken wieder ablegen und gelöst weiteratmen.
Variante 2: Wie beide Übungen oben, jedoch zuerst die Fußspitzen anheben und die Fersen in den Boden stemmen.
Variante 3: Wie Variante 1, jedoch abwechselnd das rechte und das linke Bein in die Verlängerung des Körpers strecken. Beide Ober-

schenkel befinden sich dabei nebeneinander; im Becken stabil bleiben und nicht absinken!
Variante 4: Ausgangsstellung wie oben, dann abwechselnd das rechte und das linke Knie in Richtung Bauch ziehen und wieder langsam zurücksetzen.

Übung 6

Nur für Fortgeschrittene geeignet!

Ausgangsposition: Auf den Rücken legen, die Beine aufstellen.
Durchführung: Das linke Bein senkrecht nach oben strecken, die Fußspitze nach unten ziehen. Den Po anspannen und das Becken von der Unterlage abheben. Mindestens 6–10 Sekunden oben halten oder in der Endposition einige Male in kleinen Bewegungen auf und ab wippen. Danach das Becken ablegen und das Bein wieder aufstellen. Wiederholen, dann Beinwechsel.

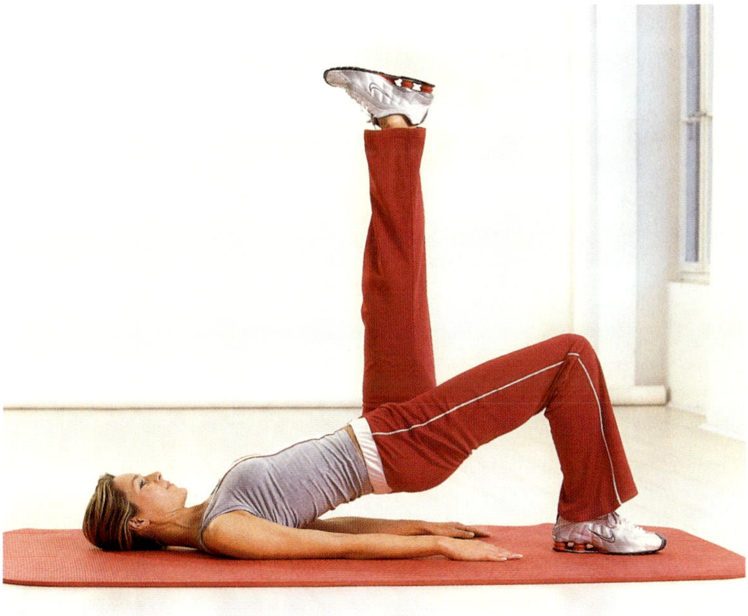

Übung 2

Variante: Ein Bein flach über dem Boden nach vorne strecken, das Becken anheben und die Spannung halten oder etwas nachwippen.

Übung 7

Auch dieser Klassiker für kräftige Oberschenkel verlangt eine korrekte Körperhaltung, um effektiv zu sein.

Ausgangsposition: Machen Sie aus dem Stand heraus einen großen Ausfallschritt, sodass das vordere Bein im 90-Grad-Winkel gebeugt ist. Das vordere Knie zeigt über die Fußspitze, das hintere berührt fast den Boden. Legen Sie die Hände bequem auf die Hüften, und achten Sie auf eine aufrechte Haltung. Die Schultern sind eher etwas nach hinten gezogen, der Blick ist nach vorne gerichtet.

Durchführung: Beugen und strecken Sie langsam das vordere Knie, sodass sich das hintere Knie dem Boden nähert. Spannen Sie dabei unbedingt die Bauchmuskeln an, um ein Hohlkreuz zu vermeiden.

Übung 8

Übung 8 kräftigt auch die untere Rückenmuskulatur und unterstützt die gesamte Wirbelsäule.

Die Variante erst später dazunehmen.

Ausgangsposition: Legen Sie sich flach auf den Bauch, unter dem ein zusammengelegtes Handtuch ist. Die Hände liegen vor dem Kopf übereinander, darauf die Stirn betten.

Durchführung: Beide Unterschenkel anheben und die Fußspitzen anbeugen, sodass die Fußsohlen nach oben zeigen. Spannen Sie zuerst die Bauch-, Bein- und Pomuskeln an, und heben Sie dann das rechte Knie ein wenig vom Boden ab. Die Spannung halten, langsam absetzen. Mehrmals wiederholen, Beinwechsel.

Variante: Beide Knie gleichzeitig vom Boden abheben und langsam wieder zurückführen. Achtung: ohne jeglichen Schwung üben!

Übung 9

Eine sehr empfehlenswerte Dehnung für die Oberschenkelrückseite.

Ausgangsposition: Rückenlage, die Beine aufstellen.

Durchführung: Strecken Sie ein Bein nach oben, wobei die Fußsohle zur Decke zeigt. Ein Handtuch hinten um den Oberschenkel legen und die Enden vorne festhalten. Ziehen Sie das Bein, so gut es geht, gestreckt in Richtung Oberkörper. Die Dehnung mindestens 30 Sekunden halten, dann das Bein langsam zurücksetzen. Machen Sie dasselbe mit dem anderen Bein.

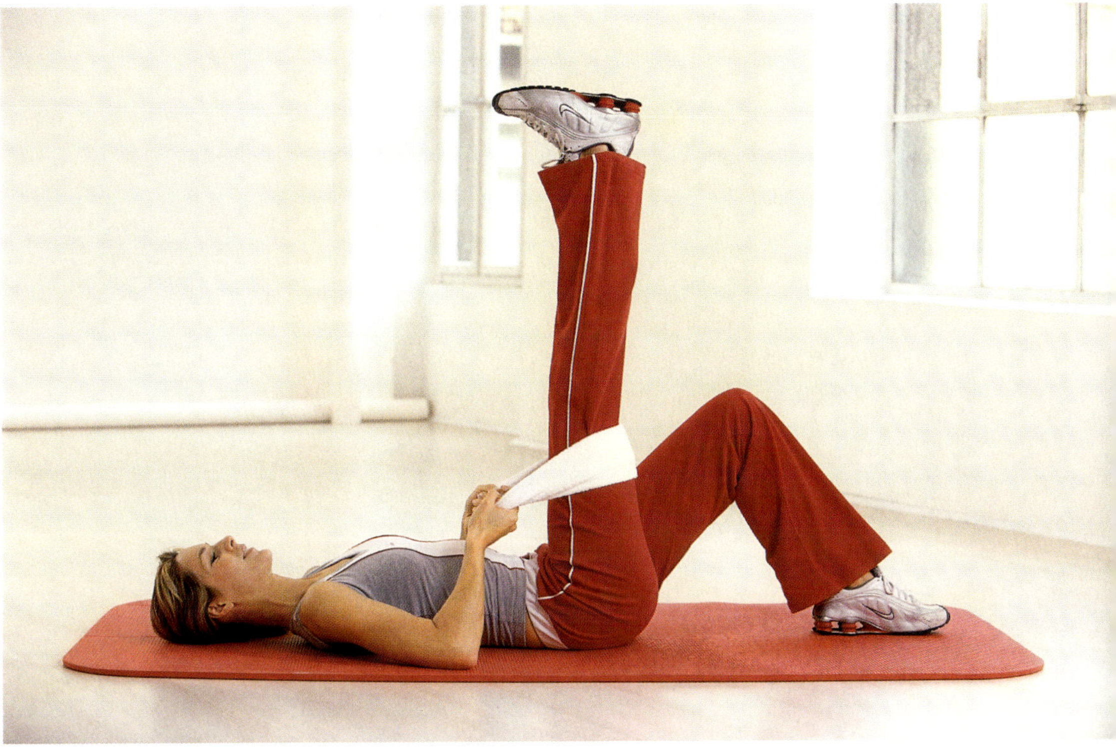

Übung 9

Führen Sie das Beinstretching langsam und kontrolliert aus, bis Sie ein leichtes Ziehen verspüren. Atmen Sie dabei gelöst weiter. Vielleicht gelingt es Ihnen sogar, den Atemstrom gedanklich in die gedehnte Oberschenkelrückseite fließen zu lassen. Durch das Aushalten des Dehnreizes steigt das körperliche Wohlbefinden an, es trägt damit aktiv zur Entspannung bei.

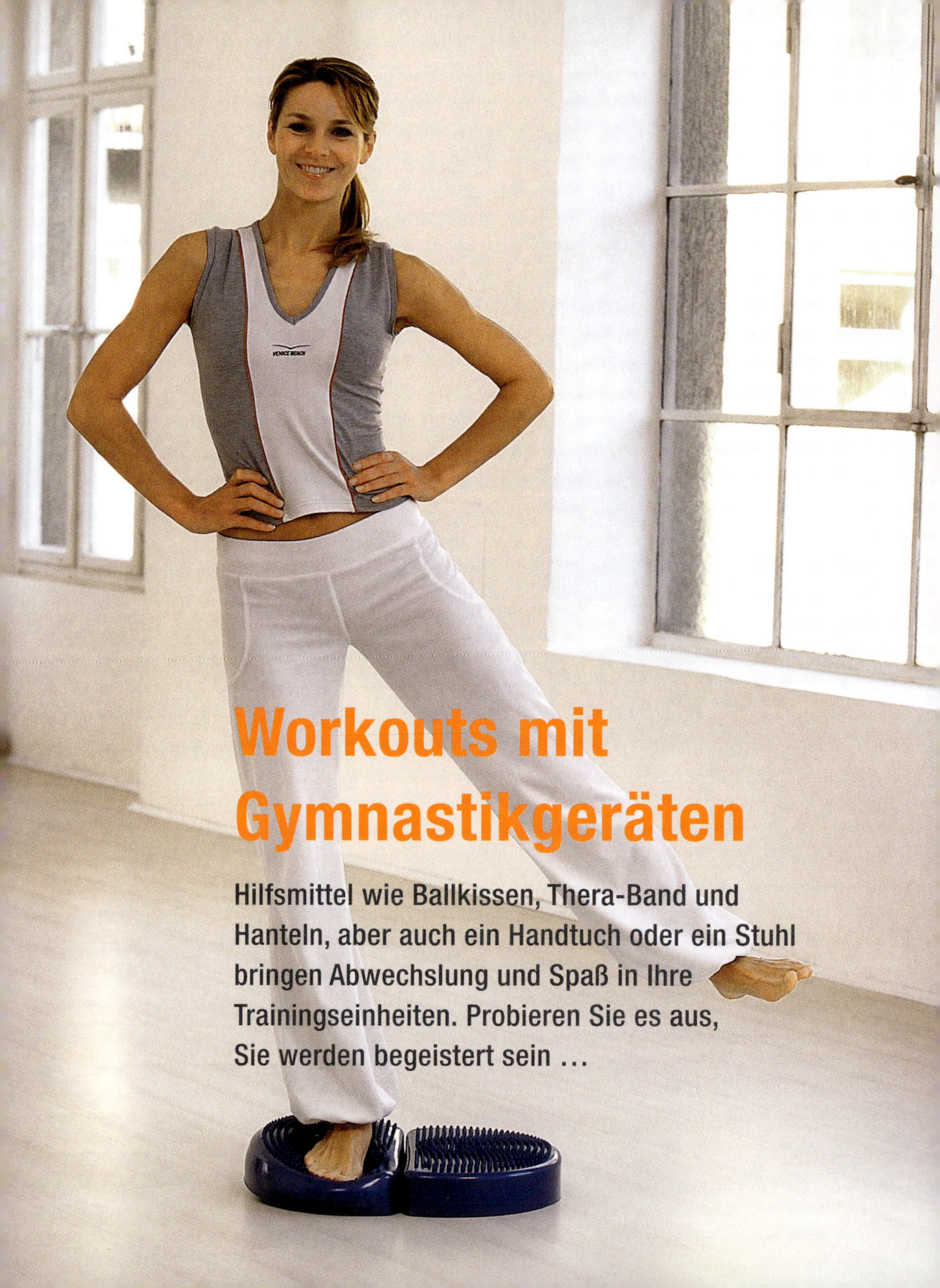

Workouts mit Gymnastikgeräten

Hilfsmittel wie Ballkissen, Thera-Band und Hanteln, aber auch ein Handtuch oder ein Stuhl bringen Abwechslung und Spaß in Ihre Trainingseinheiten. Probieren Sie es aus, Sie werden begeistert sein …

Abwechslungsreiche Trainingsmöglichkeiten

Die Trainingspläne auf den nächsten Seiten sind so ausgetüftelt, dass bei jeder Einheit Bauch, Beine und Po gekräftigt werden. Für ein Übungsprogramm benötigen Sie genau so viel Zeit, wie Sie gerade investieren können. 4–8 Wiederholungen pro Übung sollten es jedoch mindestens sein, besser natürlich sind mehr.
Einige der verwendeten Hilfsmittel haben Sie garantiert zu Hause. Bei manchen lohnt sich die Anschaffung, weil sie viele Vorteile bieten. Zudem sind sie auch noch preisgünstig.

Vielseitig: das Ballkissen

Eines davon ist das luftgepolsterte Ballkissen, das es in Sportgeschäften und Sanitätshäusern, auch bei manchen Krankenkassen gibt. Das vielseitige Gymnastikgerät können Sie außerdem als vorteilhafte Sitzhilfe den ganzen Tag über nutzen. Sie sitzen darauf dynamischer und beweglicher als auf einem Stuhl. Ihre Haltemuskeln werden automatisch aktiviert, und die Wirbelsäule wird stabilisiert. Das Luftpolster des Ballkissens überträgt auf angenehme Weise die verschiedensten Bewegungen der einzelnen Wirbelkörper. Auch für Venenpumpübungen zur Vermeidung und Verbesserung von Venenproblemen und Krampfadern ist dieses Hilfsmittel geeignet.

Übung 1

Stellen Sie sich auf das Ballkissen und gehen Sie auf der Stelle. Mit fetziger Musikbegleitung macht es noch mehr Freude, und Sie halten sicher länger durch.

Variante 1: Beugen Sie die Ellenbogen und schwingen Sie diese beim Gehen auf dem Ballkissen gegengleich mit. Dies ist wie »Walken auf der Stelle«.
Variante 2: Walken Sie wie oben auf dem Ballkissen, und ziehen Sie jedes Mal ein Knie weit hoch. Natürlich gibt es hier noch weitere Variationsmöglichkeiten. Lassen Sie einfach Ihrer Fantasie freien Lauf, und erfinden Sie neue Bewegungsmöglichkeiten. Sie werden sehen, dass Sie sehr kreativ sein können.

Übung 2

Stellen Sie sich auf das Ballkissen, und halten Sie sich anfangs an einer Stuhllehne oder an einer Wand fest. Später, wenn Sie genügend Übung haben, ist dies bestimmt nicht mehr nötig. Verlagern Sie das Gewicht abwechselnd auf die Zehenspitzen und auf die Fersen. Dieses Powertraining für die Beine schult gleichzeitig Ihren Gleichgewichtssinn.

Variante 1: Noch effektiver ist die Übung, wenn Sie die Knie etwas beugen (nicht über 90 Grad!) und ein wenig in die Hocke gehen. Wie lange Sie dies durchhalten, hängt wiederum von Ihrer Ausdauer und Ihrem Trainingszustand ab.
Variante 2: Die gleiche Ausgangsstellung wie oben, die Knie ein klein wenig beugen und zusammen rechts herum sowie links herum kreisen.

Übung 3

Stellen Sie sich auf das Ballkissen, und walken Sie auf der Stelle. Beugen Sie dabei die Knie langsam so weit, bis das Gesäß nur noch leicht über den Knien ist. Dann die Beine allmählich wieder strecken, dabei jedoch immer weiter walken. Machen Sie mehrere Durchgänge, dazwischen jedes Mal zur Entspannung ganz locker gehen.

Die Variationsmöglichkeiten mit dem Ballkissen sind zahlreich. Nutzen Sie das vielseitige Sportgerät so oft wie möglich.

Übung 4

Platzieren Sie das Ballkissen auf einen Hocker. Legen Sie sich bäuchlings darauf und strecken Sie Arme und Beine gerade weg, sodass sich diese mit dem übrigen Körper etwa auf gleicher Höhe befinden. Halten Sie jetzt das Gleichgewicht, indem Sie mit Armen und Beinen kleine Ausgleichsbewegungen machen. Am Anfang sollten Sie den Hocker neben eine Wand oder einen Stuhl stellen, damit Sie dort immer wieder Halt finden können. Nach einiger Übung brauchen Sie diese Stütze nicht mehr.

Übung 5

Legen Sie sich wie bei Übung 4 bäuchlings auf einen Hocker mit Ballkissen. Senken Sie die Arme und stützen Sie sich vor dem Hocker mit den Händen auf dem Boden auf oder legen Sie die Unterarme ab, und geben Sie die Stirn auf die Hände. Winkeln Sie nun beide Unterschenkel an, die Fußsohlen zeigen nach oben. Dann abwechselnd das rechte und das linke Knie langsam jeweils ein paar Zentimeter nach oben schieben und wieder zurück.

Übung 6

Setzen Sie sich auf dem Boden auf das Ballkissen. Stellen Sie die Beine auf. Stützen Sie die Hände hinten ab, die Fingerspitzen zeigen nach vorne. Spannen Sie jetzt die Bauchmuskeln an und ziehen Sie beide Knie zum Bauch. Dann strecken Sie abwechselnd das rechte

Übung 6: Atmen Sie ruhig und gelöst weiter.

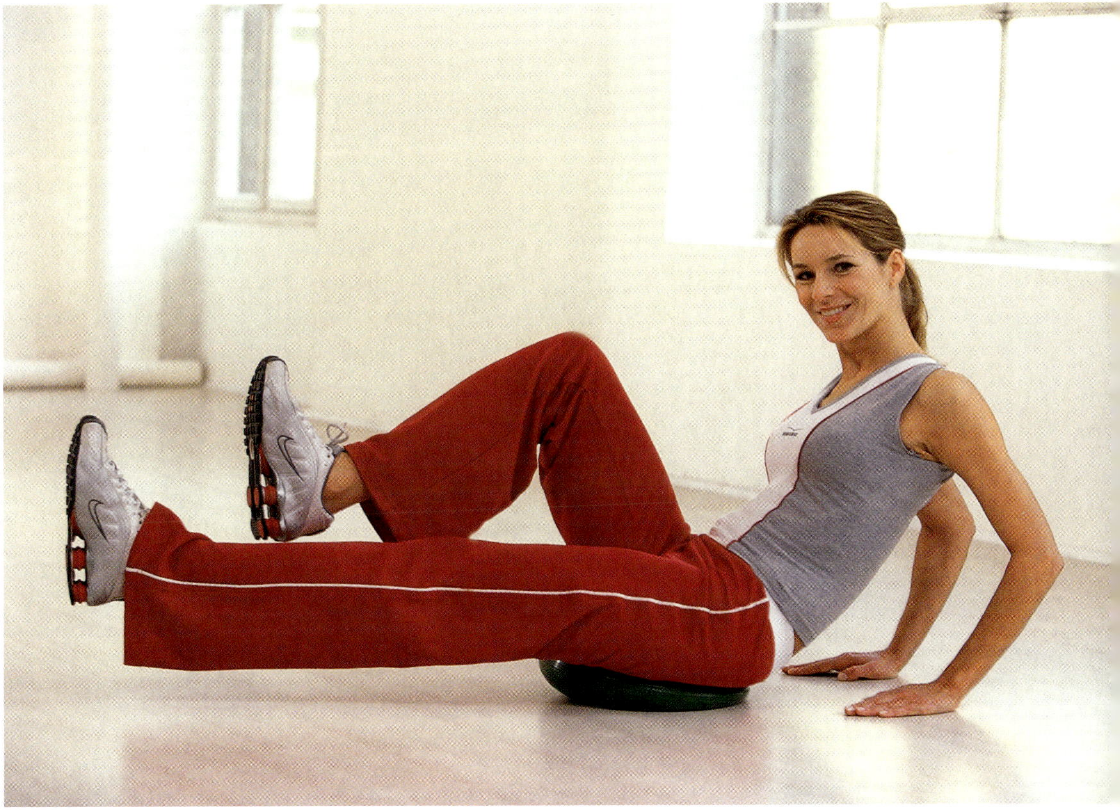

Gleichgewichtsübungen tragen ebenfalls dazu bei, die Körperhaltung zu verbessern und die gesamte Ausstrahlung zu harmonisieren.

und das linke Bein über dem Boden nach vorne, die Fußspitzen sind dabei angezogen und zeigen nach oben.
Variante: Strecken Sie nun die Arme zur Seite. Das schult den Gleichgewichtssinn.

Übung 7

Legen Sie sich auf den Boden, und stellen Sie die Beine auf. Setzen Sie die Füße auf das Ballkissen. Spannen Sie die Po-, Bein- und Beckenbodenmuskeln an und heben Sie das Becken so weit ab, dass Oberschenkel und Rumpf eine Linie bilden. Heben Sie jetzt abwechselnd den rechten und den linken Fuß vom Ballkissen ab, ohne dass das Becken absinkt.
Variante 1: Die Knie abwechselnd zum Körper ziehen.
Variante 2: Die Beine abwechselnd senkrecht hoch strecken.
Variante 3: Die Füße bleiben auf dem Ballkissen stehen, und Sie verlagern das Gewicht abwechselnd auf die Fußspitzen und Fersen.

Effektiv: das Thera-Band

Das Training mit diesem Hilfsmittel ist sehr gut als Styling und Straffung von Bauch-, Po- und Beinmuskeln. Somit bieten Sie auch der Cellulite an diesen Körperbereichen Paroli. Wichtig sind, wie bei den anderen Sportgeräten, ein intensives Aufwärmen sowie Entspannungs- und Dehnungsübungen zwischendurch.
Das Stretchband gibt es in verschiedenen Stärken und Längen. Sie können es auch zusammenknoten und dann um Hand- oder Fußgelenke legen oder um einen Gegenstand im Raum, beispielweise ein Tischbein oder einen Türgriff. Ideal ist es, wenn Sie ein langes und ein zusammengeknotetes Thera-Band haben, damit Sie das eine nicht immer wieder mühsam entknoten müssen.

Tipp
Sie können sich auf der Standbeinseite auch mit einer Hand an der Wand festhalten. Auf einem Stuhl sitzend ist diese Übung ebenfalls möglich.

Übung 1

Legen Sie das Thera-Band im Stehen um die Fußfesseln, und knoten Sie es so zusammen, dass es leicht gespannt ist. Die Beine sind dabei hüftbreit gespreizt und die Knie leicht gebeugt. Nun ein Bein gegen den Bandwiderstand nach außen ziehen und in der Endstellung ein wenig nachwippen. Danach gelöst abstellen. Nach einigen Durchgängen die Seite wechseln.

Variante 1: Wie oben, jedoch diesmal mit dem Spielbein das fest stehende Standbein vorne überkreuzen. Der Fuß ist angebeugt, und die Ferse gibt die Zugrichtung an.
Variante 2: Gleiche Ausgangsstellung, das Bein gestreckt nach hinten ziehen und dort mehrmals leicht nachdrücken.

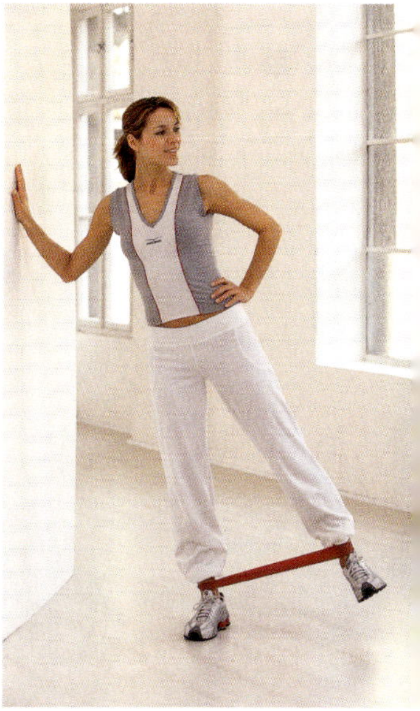
Übung 1

Übung 2

Ausgangsposition wie Übung 1, stehen Sie dieses Mal jedoch mit dem rechten Fuß auf dem Thera-Band, um es zu fixieren. Dann den linken Unterschenkel gegen den Bandwiderstand hinten anheben, bis er sich ungefähr parallel zum Boden befindet. Die Spannung etwas halten und wieder langsam senken. Beinwechsel. Der Fuß verschwindet genau hinter dem Knie, damit dieses nicht verdreht wird.

Variante: Nehmen Sie die gleiche Ausgangsstellung wie oben ein. Ziehen Sie den linken Fuß und das linke Knie nach vorne und gleichzeitig nach oben an, halten Sie diese Position, stellen Sie dann das Bein wieder ab.

Übung 3

Jetzt brauchen Sie ein langes Thera-Band. Knien Sie sich hin und legen Sie den Mittelteil des Bands um die rechte Fußsohle. Die Enden halten Sie fest. Dann die Hände vorne aufsetzen, sodass Sie sich im Vierfüßlerstand befinden. Strecken Sie jetzt das rechte Bein gegen den Bandwiderstand nach hinten, und wippen Sie minimal auf und ab. Das Knie aufstellen, kurze Pause, dann wiederholen. Später wechseln Sie das Bein.

Variante: Ähnlich wie oben, beugen Sie jedoch diesmal die Ellenbogen und stützen Sie sich auf die Unterarme auf. Strecken Sie nun das Bein nach hinten und heben Sie den Unterschenkel an. Drücken Sie die Fußsohle gegen den Bandwiderstand nach oben, führen Sie diese dann wieder zurück.

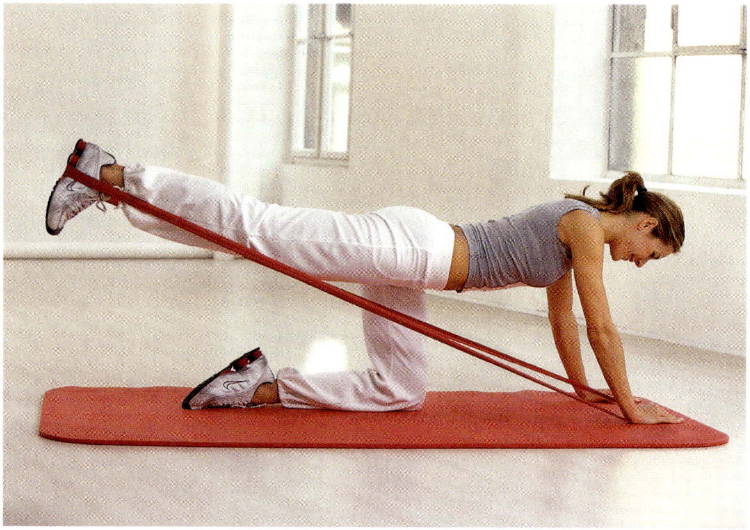

Übung 3 (siehe Seite 51): Wiederholen Sie diese Übung mehrmals in der Woche, wenn Sie eine Kräftigung der Beinmuskulatur erreichen wollen.

Übung 4

Setzen Sie sich aufrecht auf einen Stuhl, und stellen Sie die Füße hüftbreit auseinander. Legen Sie das zusammengeknotete Band leicht gespannt um die Fußgelenke. Im Wechsel den rechten und den linken Fuß etwas anheben und nach außen ziehen.

Variante 1: Fuß und Unterschenkel nach hinten ziehen.
Variante 2: Mit einem Fuß das Band fixieren, es mit dem anderen langsam nach oben ziehen, halten und wieder absetzen.

Übung 5

Setzen Sie sich auf dem Boden auf ein Ballkissen, stützen Sie die Arme hinten auf, wobei die Fingerspitzen nach vorne zeigen. Stellen Sie die Beine auf und legen Sie das zusammengeknotete Stretchband um die Fußgelenke. Spannen Sie die Bauchmuskeln an, und beugen und strecken Sie langsam den rechten Unterschenkel. Die Knie bleiben dabei in gleicher Höhe.

Übung 6

Gestreckte oder aufgestützte Seitenlage (siehe Seite 41). Das zusammengeknotete Thera-Band um beide Fußgelenke legen, sodass es leicht gespannt ist. Dann das obere Bein gegen den Widerstand des Stretchbands ein wenig anheben und wieder senken. Einige Male wiederholen ohne abzusetzen. Nun das andere Bein trainieren.

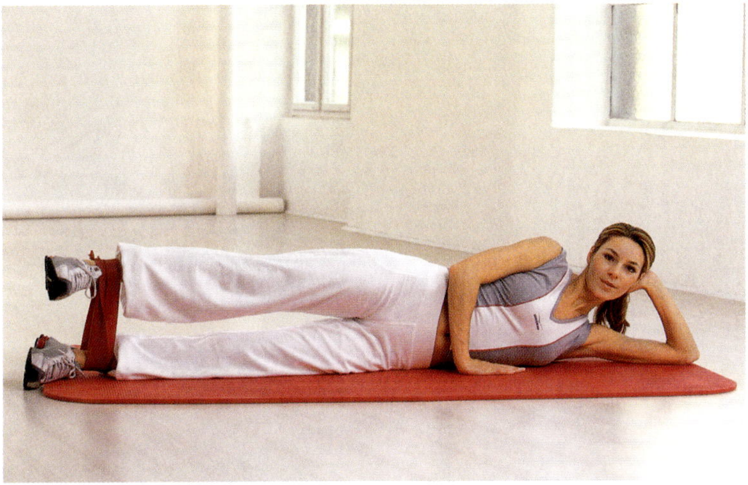

Übung 6

Zu starke Muskelanspannung kann schmerzhaft sein. Finden Sie die richtige Dosierung heraus und steigern Sie langsam.

Variante: Das obere Knie gegen den Widerstand des Stretchbands nach vorne hochziehen.

Übung 7

Dies ist eine Bauchmuskelübung voller Power: Legen Sie sich auf den Rücken und ziehen Sie das zusammengeknotete Thera-Band in einer Achtform um die Fußgelenke, damit es beim Üben besser hält. Schieben Sie langsam im Wechsel das rechte und das linke Knie in Richtung Brustkorb. Üben Sie, solange Sie können, lassen Sie dabei den Atem gelöst fließen.

Variante 1: Machen Sie die gleiche Übung wie oben, legen Sie aber diesmal zuerst die Hände unter den Kopf und heben Sie diesen etwas an. Die Ellenbogen zeigen nach außen.

Die Beinübungen kräftigen und straffen die Oberschenkel- und Bauchmuskulatur und halten die Taille schlank.

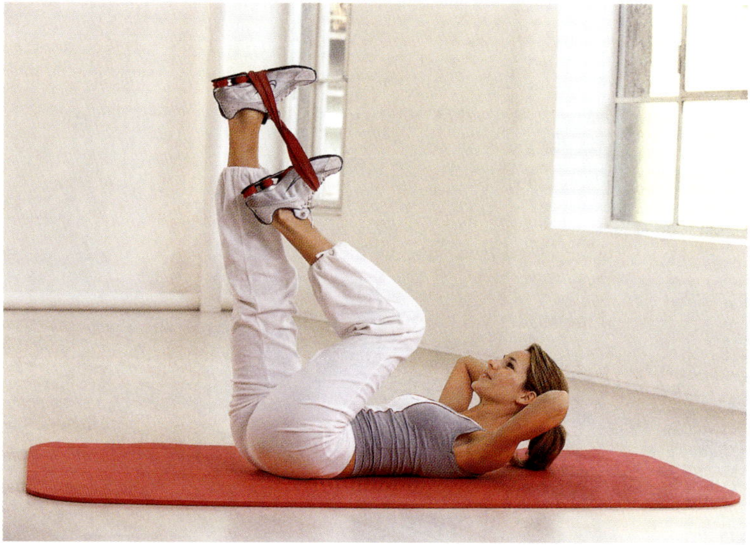

Übung 7, Variante 1

Variante 2: Wie Variante 1, jedoch im Wechsel den rechten Ellenbogen zum angezogenen linken Knie führen und umgekehrt.

Übung 8

Nehmen Sie das lange Thera-Band oder lösen Sie den Knoten. Rückenlage, beide Knie zum Bauch ziehen. Legen Sie das Hilfsmittel um die Fußsohlen. Halten Sie die Enden mit den Händen fest. Dann beide Beine gegen den Widerstand des Bandes schräg nach oben strecken und wieder beugen. Sie können die Widerstandsstärke des Bandes durch seine Länge selbst bestimmen.

Überlastung vermeiden!

Eine körperliche Überforderung ist genauso ungünstig wie eine Unterforderung. Sind Sie erschöpft oder durch eine Erkrankung, beispielsweise eine Grippe oder ähnliches, geschwächt, sollten Sie sich so lange eine Trainingspause gönnen, bis Sie wieder richtig fit und leistungsfähig sind. Erst dann beginnen Sie wieder mit dem Muskelaufbau.

Wohltuend: der Sensoball

Testen Sie es einfach: Legen Sie sich auf den großen Noppenball, und Sie werden sehen, er hält dies völlig unbeschadet aus. Seine Massagewirkung ist übrigens einmalig, vor allem bei Cellulite. Man kann den gesamten Rücken, aber auch Bauch, Beine und Po damit massieren und ihn außerdem für äußerst effektive Kräftigungsübungen einsetzen.
Einen Sensoball zu kaufen lohnt sich in jedem Fall. Er ist keine große Anschaffung. Sie bekommen ihn im Sanitätshandel und im Sportfachgeschäft. Ersatzweise können Sie natürlich auch einen ganz normalen Gymnastikball benutzen, falls Sie den schon zu Hause haben.

Übung 1

Stehen Sie aufrecht, beugen Sie die Knie leicht. Die Beine sind dabei hüftbreit auseinander. Legen Sie den Sensoball nun zwischen die Knie. Spannen Sie Bauch- und Beckenbodenmuskeln an und drücken Sie den Ball mit den Knien kräftig zusammen. Dann wieder locker lassen und einige Wiederholungen machen. Vor der nächsten Übung kurz relaxen.

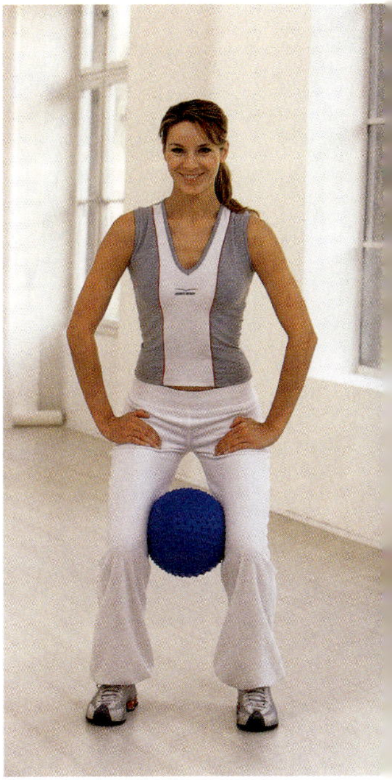

Übung 1

Variante 1: Um die schrägen Bauchmuskeln zu trainieren, führen Sie die Übung wie oben aus, strecken zusätzlich die Arme zur Seite und drehen den Oberkörper nach rechts. 6–10 Sekunden halten, dann zur anderen Seite drehen. Nach einer kurzen Entspannung alles wiederholen.
Variante 2: Wie oben, diesmal üben Sie jedoch im Sitzen. Setzen Sie sich dafür auf das vorderste Drittel eines Stuhls oder eines stabilen Hockers.

Übung 2

Stellen Sie sich mit dem Rücken zur Wand, gehen Sie dann ein bisschen nach vorne. Beugen Sie die Knie ganz leicht, und klemmen Sie den Ball zwischen Kreuz und Wand. Nun die Knie langsam beugen (aber nicht tiefer als 90 Grad!) und wieder strecken. Dies ist sowohl eine Rückenmassage als auch eine wunderbare Po- und Beinmuskelkräftigung.

Variante: Verlagern Sie das Gewicht auf das rechte Bein und ziehen Sie das linke Knie hoch. Nun das rechte Knie beugen und strecken. Danach die andere Seite üben.

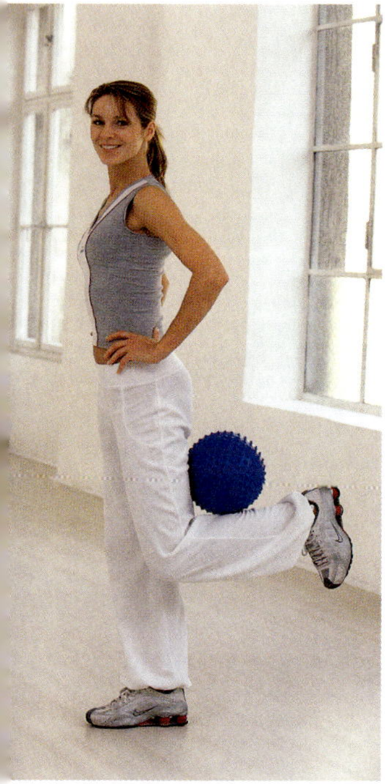

Übung 3

Übung 3

Stehen Sie aufrecht, und klemmen Sie den Sensoball hinten zwischen Ober- und Unterschenkel, indem Sie das Bein im Kniegelenk zum rechten Winkel beugen. Drücken Sie den Ball mit dem Unterschenkel gegen die Rückseite des Oberschenkels, und spüren Sie 6–10 Sekunden die Kräftigung im Beinbizeps. Locker lassen, wiederholen, später das andere Bein trainieren.
Bei dieser sehr wirksamen Bein-Übung kann es mitunter zu einem Krampf kommen. In diesem Fall sofort aufhören, das Bein durchstrecken und die Fußspitze anziehen. Bis zur nächsten Übung eine kleine Pause einlegen.

Übung 4

Stellen Sie sich für diese wirkungsvolle Anti-Cellulite-Übung seitlich zur Wand, und platzieren Sie den Sensoball zwischen Becken und Wand. Kreisen Sie mit der seitlichen Beckenhälfte am Ball, die Knie bewegen sich dabei auf und ab. Wechseln Sie dann die Seite.

Übung 5

Setzen Sie sich für diese wunderbare Massage- und Kräftigungsübung auf den am Boden liegenden Sensoball. Stützen Sie die Hände hinten auf, wobei die Fingerspitzen nach vorne oder leicht zur Seite zeigen. Kreisen Sie mit dem Becken, ein Weilchen rechts herum, dann links herum. Wirkt gut gegen Cellulite!

Variante 1: Rollen Sie mit dem Becken auf dem Ball nach links, und stützen Sie sich mit der linken Hand verstärkt ab. Rollen Sie hauptsächlich die linke Beckenseite ab. Dann die andere Seite üben.
Variante 2: Bleiben Sie auf dem Ball sitzen, spannen Sie die Bauch- und Beckenbodenmuskeln an, und heben Sie das Becken 6–10 Sekunden oder länger hoch. Wieder auf den Ball setzen und locker mit dem Becken kreisen.

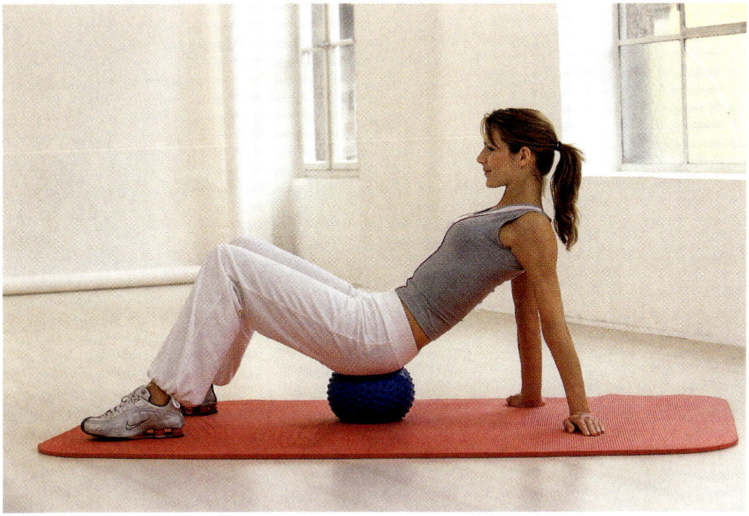

Übung 5

Variante 3: Auf dem Ball sitzend abwechselnd das rechte und das linke Bein anheben und strecken. Dabei jedes Mal die Bauch-, Beckenboden- und Gesäßmuskeln bewusst anspannen.

Übung 6

Eine herrliche Massage für den Rücken und gleichzeitig ein Beckenboden- und Bauchmuskeltraining: Setzen Sie sich auf den Boden, und stellen Sie die Beine auf. Legen Sie den Sensoball hinter Ihren Rücken, und stützen Sie sich mit den Unterarmen auf. Nun das Gewicht mit dem Rücken auf den Ball verlagern, die Bauchmuskeln anspannen und vor und zurück rollen.

Übung 7

Auch diese Übung hat den Effekt einer wirkungsvollen Massage sowie einer Kräftigung der Muskulatur. Setzen Sie sich mit angestellten Beinen auf den Boden. Strecken Sie das rechte Bein, und legen Sie den Sensoball unter den rechten Oberschenkel. Stützen Sie die Hände neben dem Gesäß auf, und heben Sie das Becken an. Schieben Sie es nun in der Luft vor und zurück und rollen Sie dabei mit dem rechten Oberschenkel über den Noppenball. Dann das Bein wechseln.

Vor allem, wenn Sie täglich viele Stunden am Schreibtisch sitzen und verspannte Muskeln haben, wird Ihnen die Massagewirkung des Sensoballs gut tun.

Übung 8

Rückenlage, die Unterschenkel liegen auf einem Stuhl, die Arme ruhen neben dem Körper. Legen Sie den großen Noppenball unter das Becken und rollen Sie einige Male hin und her. Genießen Sie diese kleine Massage ganz bewusst. Ziehen Sie nun das linke Knie zum Bauch und legen Sie die rechte Hand mit dem Handballen von vorne so daran, dass die Fingerspitzen entweder nach oben oder nach links zur Seite zeigen. Spannen Sie die Bauch- und Beckenbodenmuskeln kräftig an, und drücken Sie mit der rechten Hand gegen das linke Knie. Mindestens 6–10 Sekunden halten. Dann die andere Seite üben.

Der Stuhl ist ein einfaches Hilfsmittel, das gut in Kombination mit anderen Sportgeräten verwendet werden kann.

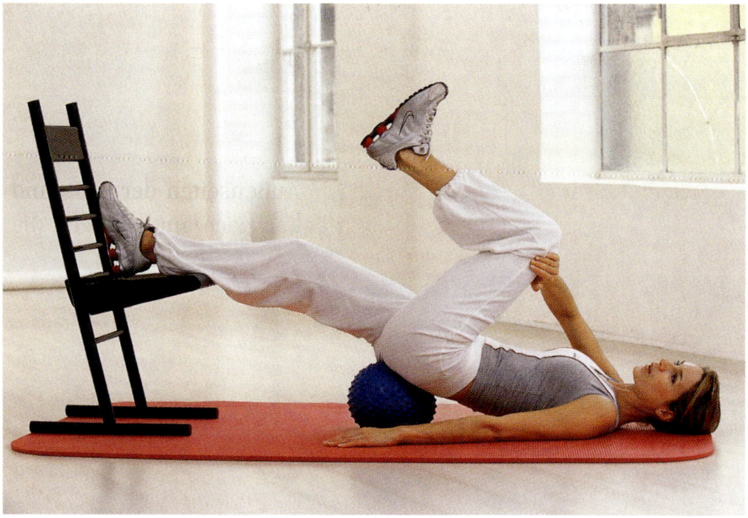

Übung 8, Variante 1

Variante 1: Ein bisschen schwieriger: Wie oben, jedoch diesmal das Becken ein wenig vom Ball abheben und mit der Hand gegen das angezogene Knie drücken. Denken Sie daran, wieder Bauch- und Beckenbodenmuskeln anzuspannen.

Variante 2: Noch schwieriger: wie Variante 1, zusätzlich noch die freie Hand an den Hinterkopf legen und den Kopf leicht anheben. Der Ellenbogen zeigt dabei nach außen. Diese Variante nur in gutem Trainingszustand ausführen.

Übung 9

Legen Sie sich auf den Rücken, und stellen Sie die Beine auf. Geben Sie nun den Sensoball unter das Becken, und ziehen Sie nacheinander beide Knie in Richtung Brust. Abwechselnd das rechte und das linke Bein zur Decke hoch strecken. Die Ferse schiebt dabei nach oben. Vergessen Sie nicht, während der Übung ruhig weiterzuatmen und wiederum Bauch- und Beckenbodenmuskeln anzuspannen.

Auch die Bauchmuskeln lassen sich mit dem großen Sensoball hervorragend trainieren.

Variante 1: Ausgangsposition wie oben. Strecken Sie das rechte Bein zur Decke hoch, ziehen Sie die Fußspitze nach unten. Das linke Knie bleibt angebeugt. Legen Sie den Daumenballen der rechten Hand von der Bauchseite her an das linke Knie, und drücken Sie kräftig dagegen. Spüren Sie die Anspannung in den Bauchmuskeln, auch die Beckenbodenmuskeln arbeiten mit. Nach 6–10 Sekunden locker lassen. Die Beinstellung wechseln und die andere Seite üben.

Variante 2: Ziehen Sie die Knie etwa hüftbreit auseinander zur Brust hin. Heben Sie die Unterschenkel so, dass sie parallel zum Boden sind. Legen Sie nun beide Hände an die Außenseiten der Knie und drücken Sie die Knie so kräftig wie möglich nach außen gegen die Hände. Die Spannung halten, dann loslassen, alles mehrmals wiederholen.

Das hilft gegen Cellulite

- Massagen aller Art, z. B. Zupfmassagen oder mit dem Sensoball, auch Bürstenmassagen
- Muskelaufbautraining, vor allem für die betroffenen Problemzonen
- Entsäuerung durch gesunde, zuckerfreie Nahrung und Entschlackung durch viel Trinken von Wasser
- Schwimmen, am besten in einem kühlen Natursee, mindestens eine halbe Stunde
- In Salzwasser baden
- Regelmäßiges Eincremen der Haut, damit sie elastisch bleibt
- Algenmasken aus dem Reformhaus, zur Straffung der Haut

Zweckmäßig: der Stuhl

Kaum zu glauben, ein Stuhl oder Hocker ist ein ganz ausgezeichnetes Sportgerät. Und preisgünstig ist es auch noch, denn jeder hat es garantiert zu Hause. Sie können damit auch immer mal zwischendurch ein paar Übungen zur Kräftigung von Bauch, Bein- und Pomuskulatur machen.

Übung 1

Stellen Sie sich hinter den Stuhl und stützen Sie sich mit beiden Händen auf der Lehne ab. Der Rücken ist gerade. Führen Sie dann diese Bewegungen aus:

Trainieren Sie mit geradem Rücken. Die Stuhllehne sollte für Sie genau die richtige Höhe haben.

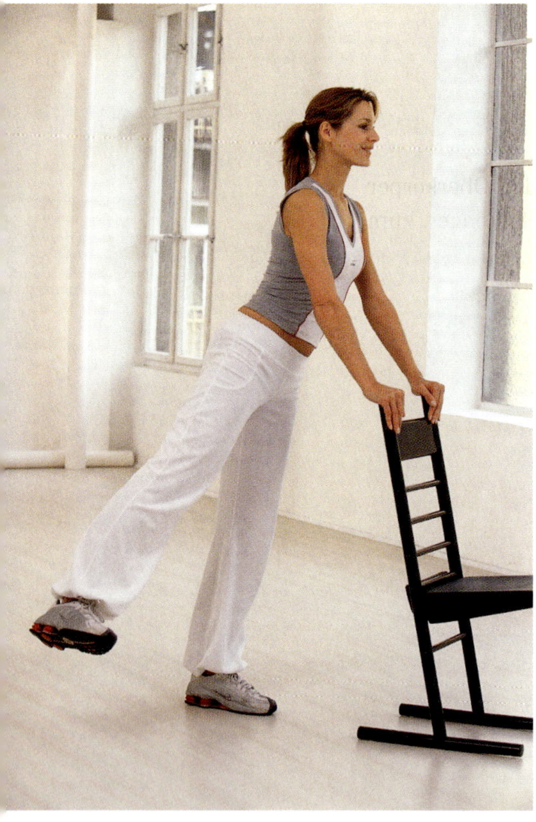

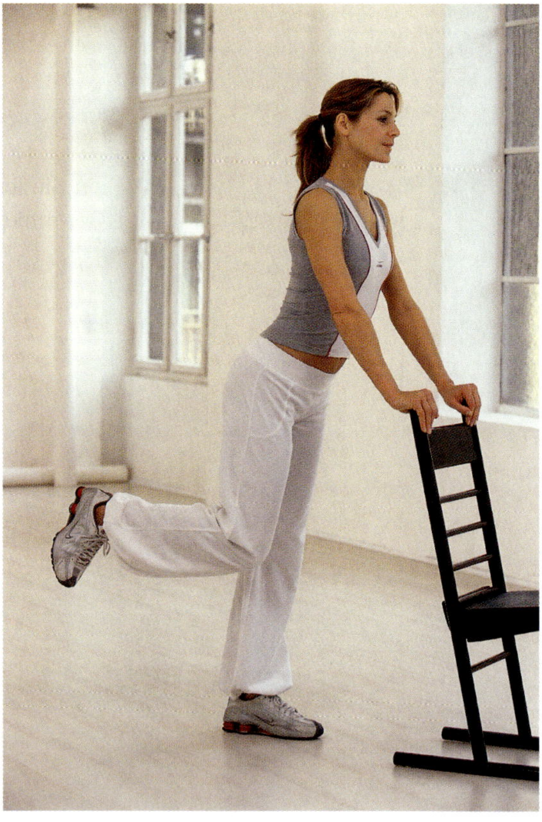

- Das rechte Bein zur Seite abspreizen und etwas anheben. Die Zehenspitzen nach oben ziehen, Bauch und Beckenboden leicht anspannen. In minimalen Bewegungen wippen. Dann mit dem anderen Bein üben.
- Wie oben, jedoch mit dem rechten Bein das linke vorne überkreuzen, sodass jetzt mehr der innere Oberschenkelmuskel gekräftigt wird.
- Ziehen Sie den rechten Unterschenkel hinten hoch, sodass zwischen Ober- und Unterschenkel ein rechter Winkel besteht und sich das rechte Knie neben dem linken befindet. Die Fußspitze zeigt dabei nach unten. Wippen Sie dann mit dem Knie in kleinen Bewegungen vor und zurück. Stellen Sie sich dabei vor, dass Sie mit der Fußsohle etwas wegdrücken wollen.

Diese Übungen zur Kräftigung der Beinmuskeln können Sie jederzeit auch zwischendurch einmal machen.

Übung 2

Sie stehen vor einem Stuhl oder Hocker und stellen den rechten Fuß auf die Sitzfläche. Das Standbein ist im Knie leicht gebeugt. Legen Sie beide Hände auf die Schultern. Drehen Sie jetzt den Oberkörper ein wenig nach rechts, und führen Sie den linken Ellenbogen zum rechten Knie, das Sie gleichzeitig kurz anheben. Dann Ellenbogen und Knie wieder zurückführen. Mehrmals wiederholen und danach die andere Seite trainieren. Führen Sie diese Übung nie abrupt, sondern stets in einer fließenden Bewegung aus. Sie kräftigt die schrägen Bauchmuskeln und formt somit die Taille.

Übung 3

Geben Sie ein Ballkissen auf die Sitzfläche eines Stuhls oder Hockers, und legen Sie sich mit dem Bauch darüber. Stützen Sie sich vorn mit den Händen auf dem Boden auf, hinten mit den Zehenspitzen. Lassen Sie den Kopf entspannt hängen und führen Sie nun nacheinander diese Übungen aus:

- Spannen Sie die Bauchmuskeln an, und heben Sie das rechte Bein bis zur Waagerechten an. Jetzt sollten Kopf, Rücken und Bein eine Linie bilden. Mit dem rechten Bein in kleinen Bewegungen auf und ab wippen. Die andere Seite üben, dann Arme und Beine wieder zum Boden absenken. Kleine Pause.

- Spannen Sie erneut die Bauchmuskeln an, und heben Sie den Kopf so weit, dass er sich mit dem Rücken in einer Linie befindet. Die Stirn zeigt nach unten. Dann heben Sie beide Arme und Beine an und balancieren das Gleichgewicht aus.
- Rutschen Sie auf dem Stuhl nach vorn, sodass Sie die Unterarme auf den Boden legen können. Ziehen Sie die Unterschenkel ein wenig hoch, und schieben Sie die rechte Fußsohle einige Male in kleinen Bewegungen in Richtung Decke. Dabei bringen Sie das Knie ein bisschen nach oben. Dann dasselbe mit dem linken Bein üben, eine kleine Pause machen und alles wiederholen.

Unsere Beine und unsere Wirbelsäule müssen Tag für Tag viel leisten. Ein gutes Muskeltraining beugt Verschleißerscheinungen vor.

Übung 4

Setzen Sie sich mit geradem Rücken auf das vordere Drittel eines stabilen Stuhls. Legen Sie ein Ballkissen vor sich auf den Boden, und setzen Sie die Füße darauf. Drücken Sie dann immer abwechselnd die rechte und die linke Fußsohle kräftig in das luftgepolsterte Kissen hinein.

Variante: Noch effektiver ist es, wenn Sie in jede Hand eine Wasserflasche oder Hantel nehmen und die Arme gegengleich mitschwingen. Wenn sich das rechte Knie leicht abhebt, schwingt der linke Arm nach vorne und umgekehrt.

Übung 5

Setzen Sie sich mit angestellten Beinen auf den Boden vor einen stabilen Stuhl. Stützen Sie die Hände hinten auf, die Fingerspitzen zeigen dabei zur Seite oder nach vorne. Stellen Sie beide Füße von außen neben den Stuhlbeinen auf, wobei die Fußspitzen nach oben gezogen sind und die Fußinnenkanten die Stuhlbeine berühren. Drücken Sie die Füße dann fest gegen die Stuhlbeine. Die Spannung halten und wieder locker lassen. Nach jeder Beinübung die Muskeln kurz regenerieren lassen.

- Wie oben, jedoch das Gesäß ein wenig vom Boden abheben, ein paar Sekunden halten.
- Wie oben, diesmal die Füße von innen neben die Stuhlbeine stellen und gegen die Stuhlbeine drücken.

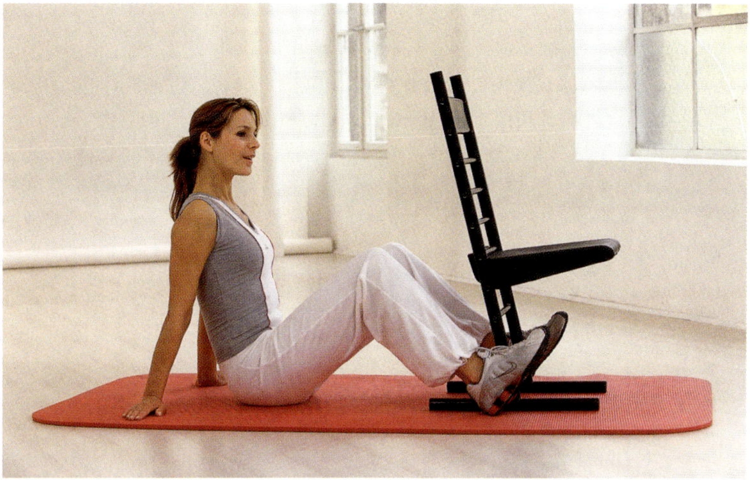

Übung 5 sieht sehr einfach aus, ist aber dennoch höchst wirkungsvoll.

Variante: Legen Sie ein Ballkissen unter das Gesäß, und führen Sie die gleichen Übungen wie oben aus.

Übung 6

Ausgangsstellung wie Übung 4, beide Füße ruhen auf dem Ballkissen. Den rechten Fuß kräftig herunterdrücken und das linke Knie anheben. Den rechten Handballen an die Innenseite des linken Knies legen und fest dagegen drücken. Die Spannung mindestens 6–10 Sekunden halten. Locker lassen und absetzen. Die andere Seite üben. Wichtig: Spannen Sie nicht nur die Bauch- und Beinmuskeln, sondern auch die Beckenbodenmuskeln an.

Übung 7

Stellen Sie den Stuhl unbedingt vor eine Wand. Setzen Sie sich wie bei Übung 5 davor, und stellen Sie die Fußsohlen auf die vordere Stuhlkante. Drücken Sie mit den Fußsohlen kräftig dagegen. Halten Sie die Spannung, dann wieder locker lassen.

Variante: Wie oben, diesmal jedoch den Oberkörper zusätzlich abheben und das Becken anheben. Dabei die Beckenbodenmuskeln anspannen.

Übung 8

Sie liegen vor dem Stuhl und legen die Unterschenkel bequem auf die Sitzfläche. Unter Ihrem Becken befindet sich ein Ballkissen und, wenn Sie wollen, unter dem Kopf ein kleines Sofakissen. Gönnen Sie sich jetzt eine erholsame Verschnaufpause. Lassen Sie alle Körperteile locker und entspannt liegen, und konzentrieren Sie sich nur auf den ein- und ausströmenden Atem.

Zwischendurch entspannen!

Atemübung zum Abschalten im Alltag oder während des Trainings:

- Aufrecht hinsetzen, beide Hände auf den Bauch legen.
- Langsam einatmen, der Bauch wölbt sich nach außen.
- Langsam ausatmen, der Bauch sinkt zurück. Dabei alles Belastende in den Boden abfließen lassen.
- Diesen Atemvorgang mehrmals bewusst wiederholen.

Muskelaufbauend: die Hanteln

Tipp

Besitzen Sie keine Hanteln, so können Sie bei einigen Übungen ersatzweise große Plastikwasserflaschen benutzen. Je nach Füllmenge sind auch diese im Gewicht variierbar.

Hanteln sind altbewährte Kleingymnastikgeräte und eignen sich ganz hervorragend für muskelkräftigende Übungen wie auch zum stärkenden Herz-Kreislauf-Training. Sie bringen also nicht nur Abwechslung in Ihr regelmäßiges Trainingsprogramm, sondern sorgen für powervolles Üben. Wählen Sie das Gewicht der Hanteln nach Ihrem ganz individuellen Leistungs- und Trainingsstand aus. Geräte, auf die man unterschiedlich schwere Gewichtsscheiben stecken kann, sind vorteilhaft. Soft-PVC-Hanteln, die komplett mit Kunststoff überzogen sind, gibt es zwischen 1 und 3 Kilogramm. Außerdem sollten Ihre Hanteln eine Schlaufe haben, in die man die Hand oder auch die Fußspitze schieben kann.

Übung 1

Setzen Sie sich aufrecht auf die Vorderkante eines Stuhls, und halten Sie in jeder Hand eine Hantel oder eine Wasserflasche aus Plastik. Spannen Sie die Bauchmuskeln an. Heben Sie die Gewichte mit gestreckten Armen und nur ganz leicht angewinkelten Ellenbogen seitlich bis auf Schulterhöhe an. Ziehen Sie nun das rechte Knie hoch, und führen Sie die Hantel der linken Hand zum Knie. Dann gegengleich üben, in einer fließenden Bewegung, immer abwechselnd. Übrigens: Die Ellenbogen sollen nie überstreckt sein!

Die Hantel am Fuß verstärkt optimal die Wirkung der jeweiligen Übung.

Variante: Ausgangsstellung wie oben. Die Beine mit angezogenen Fußspitzen nach vorne ausstrecken, dann das rechte Bein gestreckt heben, die Hantel der rechten Hand ans Knie führen und wieder zurück. Mehrmals wiederholen. Erst dann die Seite wechseln. Wenn Sie wollen, können Sie aber auch jedes Mal die Seite wechseln. Wichtig ist: immer in einer fließenden Bewegung üben. Achten Sie darauf, dass der Rücken stets gerade bleibt.

Übung 2

Dies ist ein prima Anti-Cellulite-Training, denn Sie straffen damit die Problemzonen an den Beinen. Sie benötigen hierfür Hanteln mit Schlaufen. Stellen Sie sich hinter einen Stuhl mit Lehne oder neben eine Wand oder einen Schrank. Stützen Sie sich, wenn Sie wollen, mit der rechten Hand an der Lehne, der Wand oder dem Schrank ab. Schieben Sie dann die linke Fußspitze zwischen die Hantel-Schlaufe und den Hantelkörper. Spreizen Sie jetzt das belastete Bein nach außen ab, sodass sich der Fuß knapp über dem Boden befindet. Machen Sie nun mit dem Bein kleine Bewegungen nach außen und zurück. Erspüren Sie die Anspannung in den äußeren Beinmuskeln. Üben Sie dann die andere Seite genauso lang und genauso intensiv.

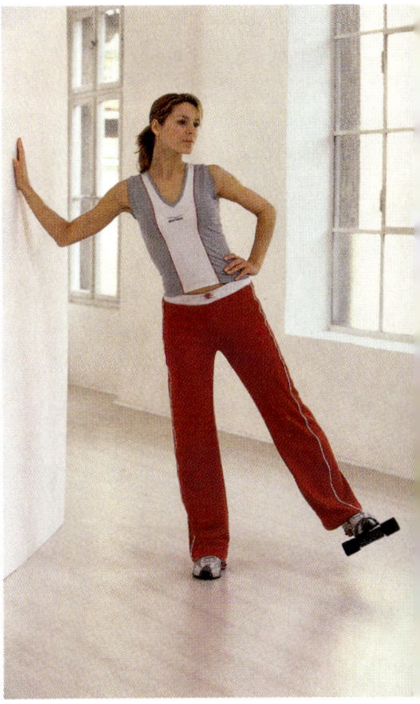

Übung 2

Variante 1: Jetzt wird die innere Oberschenkelseite des aktiven Beines gestrafft: Ausgangsstellung wie oben, jedoch diesmal mit dem rechten Bein das linke vorne nach innen überkreuzen. Machen Sie dann dasselbe mit dem linken Bein.
Variante 2: Erspüren Sie die Spannung im Po: Übung wie oben, allerdings jetzt das mit der Hantel belastete Bein ein wenig nach hinten abspreizen, dann in kleinen Bewegungen vor und zurück wippen.
Variante 3: Zur Kräftigung der vorderen Beinmuskeln das Bein vorne gestreckt leicht anheben, dann minimal auf und ab wippen. Jede dieser Übungen kann 50–100 Mal wiederholt werden.

Hanteln mit Schlaufen wie auch Fußmannschetten gibt es in Sportgeschäften und Sanitätshäusern zu kaufen.

Übung 3

Für diese Übung zur Kräftigung von Beinen und Po brauchen Sie entweder Hanteln mit Schlaufen oder Fußmanschetten. Setzen Sie sich mit geradem Rücken auf das erste Drittel eines Stuhls. Legen Sie jetzt die Fußspitzen zwischen die Schlaufen der Hanteln und die Hantelkörper, sodass die Beine schwerer sind, oder befestigen Sie die Fußmanschetten. Heben Sie dann abwechselnd das rechte und das linke Knie hoch. Die Bauch- und Beckenbodenmuskeln bleiben dabei angespannt.

Variante: Übung wie oben, mit Hanteln oder Fußmanschetten an den Beinen. Fahren Sie diesmal Rad, zuerst mit dem rechten, dann mit dem linken Bein.

Übung 4

Gehen Sie in den Vierfüßlerstand, indem Sie sich auf Händen und Knien aufstützen. Wirbelsäule und Hinterkopf bilden dabei eine gerade Linie (siehe Seite 24). Halten Sie zudem in jeder Hand eine Hantel fest. Ziehen Sie nun abwechselnd das rechte und das linke Knie unter den Brustkorb, und führen Sie währenddessen die gegengleiche Hand mit der Hantel zum Knie. Dann wieder Knie und Hand aufsetzen und die andere Seite üben. Bleiben Sie stets im Gleichgewicht und halten Sie kleine Pausen ein!

Übung 5

Legen Sie sich nah vor eine Wand, und strecken Sie die Beine daran hoch, sodass die Fersen die Wand berühren. Die Arme sind neben dem Körper, halten Sie in jeder Hand eine Hantel. Spannen Sie nun Bauch- und Beckenbodenmuskeln an, heben Sie den Oberkörper etwas. Die Wirbelsäule dabei gerade halten und nicht einrollen. Schieben Sie beide Hanteln am rechten Oberschenkel außen vorbei nach vorne. Machen Sie kleine Bewegungen vor und zurück, während die Bauch- und Beckenbodenmuskeln angespannt bleiben. Dann wieder hinlegen und kurz entspannen. Vergessen Sie nicht, auch die andere Seite zu üben. Dieses Training der schrägen Bauchmuskeln sorgt für eine schlanke Taille.

Übung 6

Legen Sie sich auf den Rücken, und stellen Sie die Beine auf. Schieben Sie die Fußspitzen so in die Hantelschlaufen, dass die Zehen um den Hantelkörper liegen. Ziehen Sie dann die Knie zum Bauch und fahren Sie mit den Beinen Rad.

Variante: Wie oben, jedoch etwas schwerer und ein besseres Bauchmuskeltraining. Heben Sie den Oberkörper leicht an und fahren Sie mit den belasteten Beinen Rad.

Die richtige Trainingsunterlage

Benutzen Sie für alle Übungen auf dem Boden eine geeignete Unterlage. Sie soll bequem, aber nicht zu weich sein. In Sportgeschäften gibt es Gymnastikmatten oder auch die so genannten Iso-Matten.

Übung 7

Legen Sie sich auf die Unterlage und winkeln Sie die Beine an. Ziehen Sie die Knie zum Bauch. Zwischen Unter- und Oberschenkeln sollte ein rechter Winkel sein, die Unterschenkel befinden sich also parallel zum Boden. Halten Sie in jeder Hand eine Hantel. Den Kopf anheben und die Arme abwechselnd in Richtung Decke strecken.

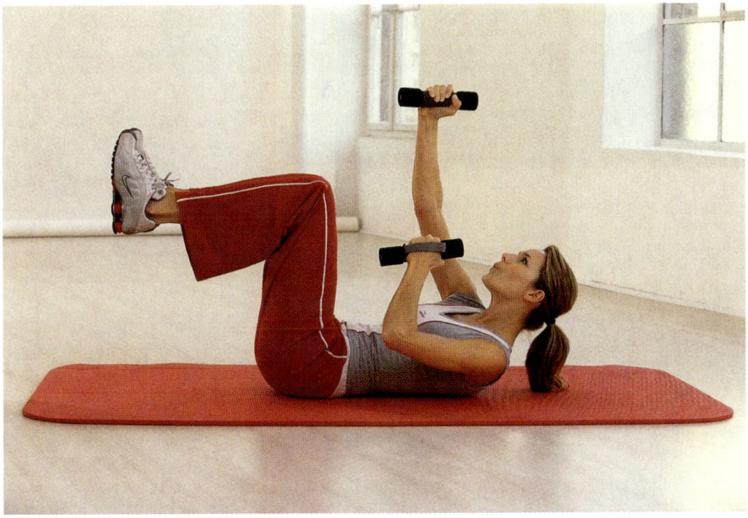

Übung 7

Variante: Den rechten Arm am linken Bein vorbei schräg nach vorne strecken, dann den linken Arm an der Außenseite des rechten Beines schräg nach vorne strecken. Das Ganze im fließenden Wechsel üben.

Einfach: Wand und Tür

Optimaler Effekt in kürzester Zeit: Unter diesem Motto steht das Workout mit Wand und Tür.

Das sind zwei Gymnastikgeräte, die Sie immer und überall antreffen. Daher gibt es für diese Übungen also keine Ausreden, weil Sie an jedem Ort ausgeführt werden können. Ein Thera-Band dürfen Sie außerdem noch dabei haben. Das folgende kurze Trainingsprogramm bietet sich an, wenn gerade einmal wenig Zeit ist. Trotzdem ist es sehr wirkungsvoll und stärkt die kritischen Stellen am Körper wie Bauch, Beine und Po.

Übung 1

Lehnen Sie sich mit dem Rücken an eine Wand und beugen Sie die Knie etwas. Halten Sie diese Position 15–30 Sekunden aus, und spüren Sie dabei die Kräftigung in den Oberschenkelmuskeln. Nach einer kurzen Entspannungspause sollten Sie weitere 4–10 Durchgänge machen.

Variante: Ausgangsposition wie oben. Verlagern Sie nun zusätzlich das Gewicht abwechselnd auf die Fersen und auf die Zehen. Auch hier dürfen Sie einige Wiederholungen machen, anschließend wieder relaxen.

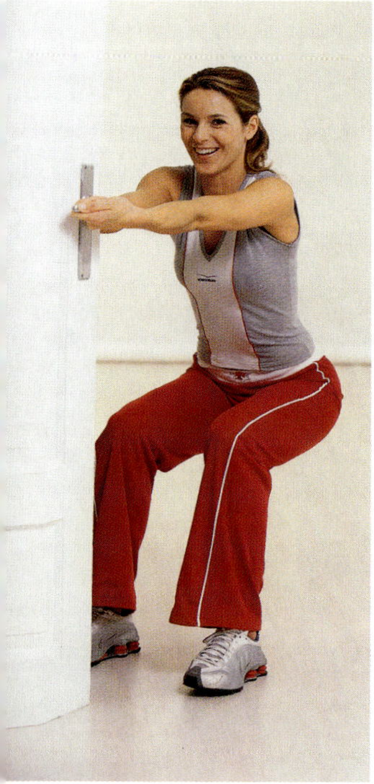

Übung 2

Übung 2

Stellen Sie sich hüftbreit vor eine geöffnete Zimmertür, und halten Sie sich mit den Händen an den Türklinken sehr gut fest. Sie verschieben den Körperschwerpunkt jetzt nach hinten und strecken die Arme durch. Der Oberkörper bleibt dabei vollkommen gerade aufgerichtet. Dann den Po einige Male langsam absenken, als wollten Sie sich auf einen Stuhl setzen. Allmählich wieder aufrichten. Wiederholen Sie diese Übung so oft, wie es Ihrem individuellen Trainingszustand entspricht.

Variante: Wie Übung 2 vor der geöffneten Zimmertür. Wenn der Po abgesenkt ist, das Gewicht abwechselnd auf die Fersen und auf die Zehen verlagern. Das verstärkt die beinkräftigende Wirkung dieser Übung erheblich. Trainieren Sie regelmäßig, werden Sie schnell Fortschritte bemerken.

Übung 3

Stellen Sie sich in die Mitte eines Türrahmens. Strecken Sie die Arme in Schulterhöhe nach vorn, und stützen Sie sich so am vorderen Türpfosten ab. Die Ellenbogen zeigen dabei nach außen. Jetzt den rechten Unterschenkel nach hinten anbeugen und die rechte Fußsohle so kräftig wie möglich gegen den hinteren Türpfosten drücken. Die Spannung mindestens 6–10 Sekunden halten, dann lösen. Im Wechsel mit dem anderen Unterschenkel üben.

Ob Bauch, Beine oder Po … mit solch geringem Aufwand können Sie sämtliche Problemzonen straffen.

Übung 4

Stellen Sie sich wieder in die Mitte des Türrahmens. Beugen Sie die Knie, drücken Sie das Kreuz gegen den hinteren Türpfosten. Strecken Sie die Arme in Schulterhöhe nach vorn und stützen Sie sich am vorderen Türpfosten ab. Ziehen Sie abwechselnd das rechte und das linke Knie hoch. Das Standbein bleibt dabei leicht gebeugt. Die Übung wird noch effektiver, wenn Sie auf einem Ballkissen oder auf dem Aero-step stehen.

Übung 5

Legen Sie sich mit angestellten Beinen vor eine geschlossene Tür, sodass der Kopf mindestens einen halben Meter davon entfernt ist. Befestigen Sie ein Thera-Band am Türgriff hinter Ihnen und halten Sie die Enden mit beiden Händen fest. Die Arme sind nach oben gestreckt. Heben Sie den Kopf leicht an, und ziehen Sie das Band nach vorne in Richtung Knie. Die Spannung mindestens 6–10 Sekunden halten, dann kurz relaxen und alles wiederholen.

Übung 6

Vor die Türe stellen, das Gesicht zeigt zum Türgriff. Wickeln Sie das Thera-Band ein paar Mal um den Griff, und halten Sie die Enden mit beiden Händen fest. Sie stehen so weit von der Tür entfernt, dass das Band in einer leichten Vorspannung ist. Die Knie sind und bleiben leicht gebeugt. Ziehen Sie jetzt die Bandenden abwechselnd rechts und links am Körper vorbei nach hinten. Spüren Sie dabei die Kräftigung der schrägen Bauchmuskeln. Willkommener Nebeneffekt: Die Taille wird geformt.

Der Aero-step ist das Sportgerät schlechthin für alle, die abnehmen wollen: Problemzonen werden gestrafft, Herz und Kreislauf angeregt.

Dynamisch: der Aero-step

Ein Workout mit diesem universell verwendbaren Gerät darf hier keinesfalls fehlen, wenngleich die meisten der folgenden Übungen mit dem preisgünstigeren und noch vielseitigeren Ballkissen (siehe Seite 47) ausgeführt werden können. Wer Spaß an der Bewegung mit trendigen Sportgeräten hat, sollte sich einen Aero-step anschaffen. Sie können damit auch Ihr Herz-Kreislauf-Training abwechslungsreich und dynamisch gestalten und so nach und nach überflüssige Pfunde über Bord werfen. Steigern Sie beim Ausdauertraining langsam Ihre Leistung, bauen Sie den Körper und seine Muskelkraft ganz systematisch auf. Die folgenden Übungen kräftigen zunächst einmal die Zonen am weiblichen Körper, an denen sich gerne Fettpölsterchen bilden, nämlich Bauch, Beine und Po.

Übung 1

Stellen Sie sich auf den Aero-step. Gehen Sie zuerst einfach auf der Stelle, indem Sie die Arme gegengleich mitschwingen. Zwischendurch beugen Sie die Knie und strecken die Arme nach vorn. Der Rücken gerät dabei in eine leichte Vorlage, die Wirbelsäule ist gestreckt. Für die statische Ausführung der Übung bleiben Sie 6–10 Sekunden in dieser Haltung, für die dynamische Ausführung bewegen Sie die Knie in dieser Position ein klein wenig hoch und tief.

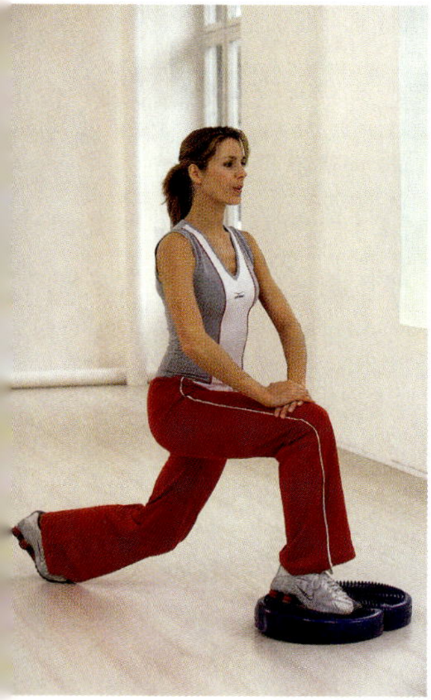

Übung 2

Übung 2

Machen Sie einen großen Ausfallschritt nach vorne und setzen Sie den vorderen Fuß auf das Sportgerät. Stützen Sie sich mit den Händen auf dem vorderen Knie ab. Die Wirbelsäule bleibt dabei gerade. Bewegen Sie dann das hintere Knie ein wenig auf und ab. Vergessen Sie nicht, die Beinstellung immer wieder zu wechseln.

Übung 3

Legen Sie den Aero-step vor eine Tür und stellen Sie sich davor, mit dem Gesicht zum Türgriff (siehe Übung 6 Seite 69). Schlingen Sie ein Thera-Band um den Griff und halten Sie die Bandenden mit je einer Hand fest. Das Band sollte wieder in einer leichten Vorspannung sein. Beugen Sie dann die Knie etwas und gehen Sie auf der Stelle.

Ziehen Sie gleichzeitig abwechselnd das rechte und das linke Bandende seitlich an der Körperseite vorbei nach hinten. Führen Sie diesen Bewegungsablauf in fließendem Wechsel aus.

Wenn Sie sich einmal vorgenommen haben, das Muskeltraining regelmäßig und konsequent zu machen, sollten Sie sich auch die Zeit dafür nehmen.

Übung 4

Legen Sie sich mit der rechten Hüfte auf den Aero-step, und stützen Sie sich mit dem rechten Unterarm und der linken Hand auf. Die Knie sind leicht gebeugt. Dann heben Sie die Unterschenkel ein wenig und bewegen sie ganz langsam minimal auf und ab. Machen Sie eine kleine Pause und wechseln Sie die Seite.

Grundsätze für sinnvollen Muskelaufbau

- Trainieren Sie regelmäßig und vor allem langfristig, nur dann ist ein Erfolg garantiert.
- Vermeiden Sie zu große Trainingsabstände.
- Einen Tag Pause bis zum nächsten Training sollten Sie jedoch mindestens machen.
- Halten Sie auch während des Übens angemessene Erholungsphasen ein.
- Steigern Sie die Übungs-Belastung gut dosiert.
- Beachten Sie stets die Signale Ihres Körpers.
- Führen Sie die jeweiligen Übungen nur schmerzfrei aus. Zu starke Muskelanspannung kann Schmerzen verursachen.
- Atmen Sie während der Übungen möglichst ruhig und gleichmäßig.
- Vermeiden Sie ruckartige Bewegungen ebenso wie Hilfs- und Ausweichbewegungen.

Übung 5

Legen Sie sich mit dem Rücken auf den Aero-step, sodass das Gesäß und die Brustwirbelsäule aufliegen. Die Beine sind aufgestellt. Dann beide Fersen fest in den Boden stemmen, den Kopf und die Arme leicht anheben. Stellen Sie sich vor, Sie würden mit den Händen eine Wand wegdrücken wollen. Stemmen Sie die Hände kräftig gegen die vermeintliche Wand. Halten Sie die Spannung mindestens 6–10 Sekunden, und legen Sie sich dann zurück. Die Übung mehrere Male wiederholen.

Je besser Ihre gesamte Muskulatur trainiert ist, desto weniger schnell wird sie im Alltag überlastet.

Übung 6

Ausgangsposition wie vorher: Sie liegen mit Gesäß und Brustwirbelsäule auf dem Aero-step, die Beine sind aufgestellt, die Arme ruhen neben dem Körper. Dann ziehen Sie beide Knie in Richtung Brustkorb, drücken die Wirbelsäule in den Aero-step und strecken jeweils ein Bein im Wechsel mit dem anderen nach oben zur Decke. Kurze Pause, die Übung mehrmals wiederholen.

Variante 1: Wie oben, jedoch zwei Hanteln oder Fußmanschetten an den Füßen befestigen. Dann mit den Beinen Rad fahren.
Variante 2: Schwieriger! Wie oben, zusätzlich die Hände hinter dem Kopf verschränken.
Variante 3 : Noch schwieriger! Wie oben, diesmal jedoch die Unterarme vor dem Brustkorb verschränken.

Übung 7

Legen Sie sich wie bei Übung 6 auf den Aero-step, strecken Sie diesmal allerdings die Beine senkrecht nach oben. Überkreuzen Sie nun die Fußgelenke, und drücken Sie diese kräftig gegeneinander. Legen Sie beide Hände unter den Kopf. Heben Sie nun Kopf und Schultern ein wenig an, dann wieder senken. Wiederholen Sie dies so oft, wie es Ihrem individuellen Leistungsstand entspricht. Sie werden schon nach kurzer Zeit einen Erfolg merken.

Praktisch: das Handtuch

Für diese Übungsreihe benötigen Sie ein ganz normales Handtuch, einen Stuhl, ein oder zwei Kissen und eine weiche Unterlage. Schon kann's los gehen. Nehmen Sie das Training aber nicht zu leicht, achten Sie auch hier wieder auf die exakte Ausführung der einzelnen Übungen. Und vergessen Sie keinesfalls vorher das Warm-up (siehe Seite 25) und ein paar Dehnübungen (siehe Seite 26). Nur so vermeiden Sie Verletzungen der Muskeln, Sehnen und Bänder. Wenn Sie dann noch die Erholungspausen zwischendurch und vor allem ganz am Schluss nicht vergessen, haben Sie die allerwichtigsten Grundregeln eingehalten.

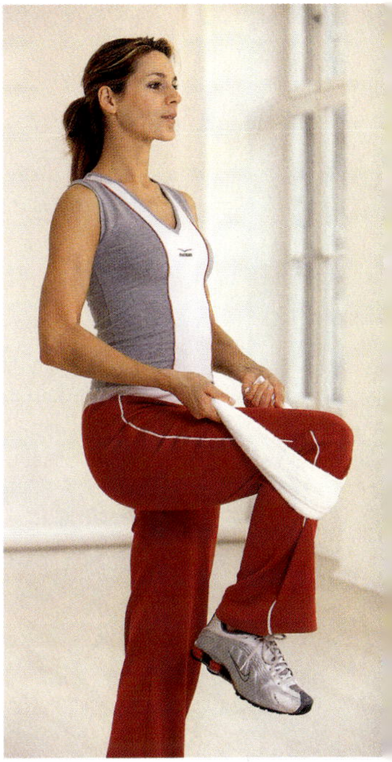
Übung 1

Übung 1

Nehmen Sie ein zusammengerolltes Handtuch in beide Hände und stellen Sie sich aufrecht hin. Ziehen Sie dann das rechte Knie hoch, und legen Sie den Mittelteil des Handtuchs um das Knie. Wippen Sie einige Male mit dem Knie in kleinen Bewegungen auf und ab. Wechseln Sie dann das Bein.

Variante: Die Übung wird noch intensiver, wenn Sie mit dem Standbein auf einem Ballkissen (oder Aero-step) stehen und sie genauso wie oben ausführen.

Übung 2

Setzen Sie sich aufrecht auf einen Stuhl, und legen Sie das Handtuch unter die hüftbreit geöffneten Oberschenkel. Ziehen Sie die Handtuchenden neben den Oberschenkeln nach oben. Drücken Sie die Beine kräftig gegen den Widerstand des Handtuchs nach außen, ohne dass Sie sich wirklich bewegen. Halten Sie die Spannung mindestens 6–10 Sekunden, dann lösen und wiederholen.

Übung 3

Knien Sie sich auf den Boden, und legen Sie 1 oder 2 Kissen unter die Knie. Achten Sie auf eine gerade Körperhaltung. Halten Sie mit den Händen ein zusammengerolltes, gespanntes Handtuch fest. Die Arme sind dabei nach vorne gestreckt. Spannen Sie nun die Bauch-, Beckenboden- und Pomuskeln an, und bewegen Sie sich mit den Oberschenkeln und dem Oberkörper leicht nach hinten. Zwischen Knien und Oberkörper besteht dabei eine gerade Linie. Die Spannung halten, dann locker zurückbewegen.

Übung 4

Ausgangsposition wie oben: auf den Kissen knien, den Körper gerade halten. Das zusammengerollte Handtuch ist wieder zwischen den Händen etwa in Schulterhöhe gespannt. Drehen Sie den Oberkörper zur rechten Seite, und führen Sie die rechte Hand in Richtung rechter Ferse. Nun zurückdrehen und die gleiche Übung zur anderen Seite ausführen.

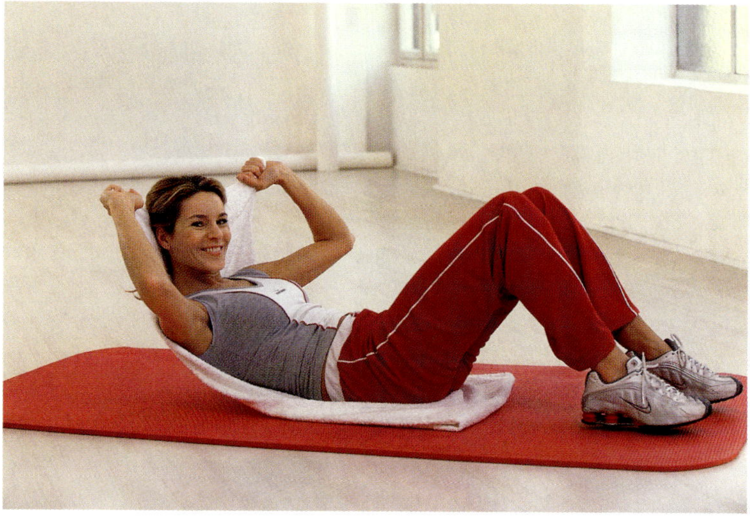

Übung 5: Was hier ganz locker aussieht, ist echte Arbeit für die Bauchmuskeln.

Übung 5

Breiten Sie das Handtuch auf der Unterlage aus, und legen Sie sich darauf. Die oberen Ecken befinden sich etwas oberhalb Ihres Kopfes. Die Beine sind aufgestellt. Greifen Sie dann mit beiden Händen die Ecken des Handtuchs hinter Ihrem Kopf. Spannen Sie die Bauch- und Beckenbodenmuskeln an, führen Sie die Hände langsam senkrecht nach oben in Richtung Zimmerdecke. Kopf und Schultern heben sich dabei mit. Der Kopf wird angenehm vom Handtuch abgestützt, während die Bauchmuskeln gut arbeiten. Halten Sie die Spannung eine Weile, und legen Sie sich dann wieder zurück. Das Ganze natürlich wiederholen.

Übung 6

Eine äußerst effektive Bauchmuskelübung: Gleiche Ausgangsstellung wie Übung 5. Strecken Sie beide Beine senkrecht in Richtung Decke und überkreuzen Sie die Fußgelenke. Ziehen Sie die Handtuchenden leicht hoch, und nehmen Sie dann Kopf und Schultern ein wenig nach oben. Zur gleichen Zeit heben Sie das Becken etwas vom Boden ab. Dann den Körper wieder senken. Bauen Sie so Ihre Bauchmuskeln systematisch auf.

Übung 7

Legen Sie sich auf den Boden, stellen Sie die Beine auf. Wenn Sie wollen, schieben Sie ein Ballkissen unter das Becken. Nehmen Sie die Enden eines längs zusammengerollten Handtuchs in die Hände und spannen Sie es. Ziehen Sie die Knie zum Bauch, sodass zwischen Ober- und Unterschenkel ein rechter Winkel ist. Heben Sie dann Kopf und Schultern an, und schieben Sie das Handtuch abwechselnd rechts und links außen an den Beinen vorbei nach vorn.

Um einen flachen Bauch zu bekommen, reicht oft Muskeltraining allein nicht aus. Achten Sie zusätzlich auf eine gesunde, kalorienreduzierte Ernährung.

Übung 8

Günstig bei Nackenproblemen: Ausgangsposition wie Übung 7. Das zusammengerollte Handtuch unter den Kopf legen, die Enden vorne festhalten. Ziehen Sie jetzt die Knie in Richtung Bauch, und heben Sie den Kopf mit Unterstützung des Handtuchs an. Achten Sie darauf, dass sich Kopf und Wirbelsäule in einer Linie befinden. Sie spannen nun die Bauch- und Beckenbodenmuskeln an und wippen mit Kopf und Oberkörper in ganz sanften Bewegungen auf und ab.

Beim Bauchmuskeltraining gilt:

- Während der Übungen ruhig und gleichmäßig atmen.
- Beim Anbeugen des Oberkörpers ausatmen, beim Absenken einatmen.
- Die Muskelanspannung während des Übens permanent halten.
- Zwischendurch Entspannungspausen einlegen.
- Regelmäßig trainieren.

Faszinierend: der Pezzi-Ball

Der große Gymnastikball bietet zahlreiche Möglichkeiten, Bauch, Beine und Po zu kräftigen. Schon allein durch das Ausbalancieren des Gleichgewichts werden tiefe Muskelgruppen angesprochen und zur Stärkung aktiviert. Das faszinierend vielseitige Sportgerät gibt es in verschiedenen Größen (von 55 bis 95 cm Durchmesser) und vielen ansprechenden Farben. Richten Sie sich beim Kauf nach Ihrer Körpergröße. Wenn Sie viel am Schreibtisch arbeiten müssen, können Sie diesen Ball zwischendurch auch als gesunden, rückenschonenden Sitz verwenden. Während der Bewegungen werden automatisch verschiedene Muskelgruppen immer wieder gedehnt und gekräftigt. Die Bandscheiben werden gleichmäßig belastet, und Haltungsschäden wird vorgebeugt.

Übung 1

Setzen Sie sich aufrecht auf den Ball und hüpfen Sie zum Eingewöhnen darauf. Nach einer Weile ziehen Sie abwechselnd das rechte und das linke Knie hoch. Noch effektiver: Dazu die angebeugten Unterarme gegengleich mitschwingen.

Variante: Äußerst wirkungsvoll ist die Übung, wenn Sie ergänzend unter die Füße ein Ballkissen oder einen Aero-step legen und dazu wechselweise die Knie anziehen.

Übung 2

Setzen Sie sich auf den Ball, und wandern Sie mit den Füßen nach vorn, bis der Rücken auf dem Ball liegt. Stützen Sie das Kreuz und die Brustwirbelsäule ab. Das Becken befindet sich etwas tiefer als bei Übung 3 (siehe Abbildung Seite 77). Umarmen Sie das Sportgerät mit dem rechten Arm seitlich. Spannen Sie die Bauch- und Beckenbodenmuskeln an und ziehen Sie das rechte Knie etwas hoch. Die linke Hand von vorne gegen das rechte Knie drücken. Mindestens 6–10 Sekunden halten, dann die Seiten wechseln. Nach einer kleinen Pause alles wiederholen.

Wenn Sie lange am Schreibtisch arbeiten, können Sie den Pezziball zwischendurch immer wieder einmal als rückenschonende Sitzgelegenheit verwenden.

Übung 3

Setzen Sie sich wieder auf den Ball, und wandern Sie mit den Füßen nach vorne, bis der Rücken auf dem Ball liegt. Die Knie sind im 90-Grad-Winkel gebeugt, die Füße stehen hüftbreit auseinander. Spannen Sie Bauch- und Beckenbodenmuskeln an. Strecken Sie die Arme hinter den Kopf, die Hände liegen dabei aufeinander oder überkreuzt. Falls Sie Nackenprobleme haben, platzieren Sie die Hände besser unter dem Kopf, um diesen zu stützen. Heben Sie jetzt abwechselnd das rechte und das linke Knie an. Spannen Sie dann den Po fest an und bewegen Sie das Becken ein wenig auf und ab.

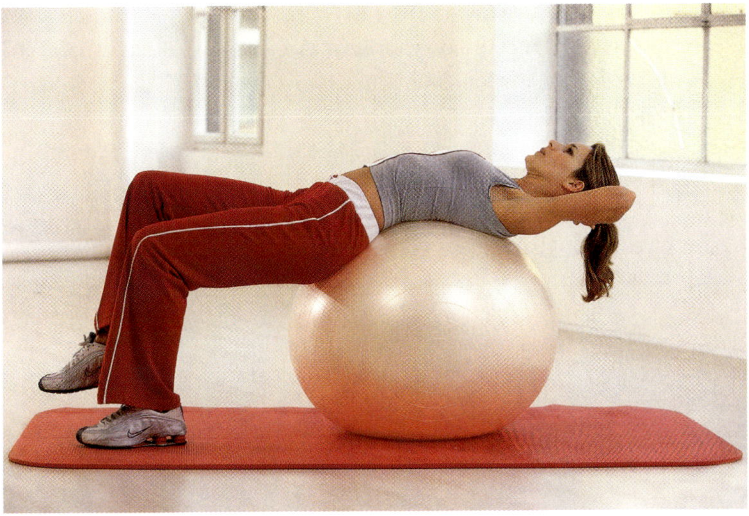

Übung 3

Variante 1: Diese Version der Übung ist anspruchsvoller: Strecken Sie abwechselnd das rechte und das linke Bein waagerecht nach vorne und halten Sie die Position mindestens 6–10 Sekunden.
Variante 2: Noch schwieriger ist es, wenn Sie ein Bein senkrecht nach oben strecken und in Richtung Decke hochschieben. Dann das Bein wieder zurückführen und die andere Seite üben.

Übung 4

Knien Sie vor dem Ball, und legen Sie sich dann mit dem Bauch darüber. Halten Sie mit den Händen und Zehen Bodenkontakt. Achten Sie dabei auf eine gerade Wirbelsäule. Heben Sie nun abwechselnd das rechte und das linke Bein vom Boden bis in die Waagerechte an, wobei die Zehenspitzen nach unten zeigen. Heben Sie als nächstes die Fersen abwechselnd in kleinen Bewegungen.

Bei der Gymnastik mit dem Pezzi-Ball ist es sinnvoll, eine Matte unterzulegen.

Variante: Jetzt ein Bein im rechten Winkel beugen und den Unterschenkel nach oben strecken, die Zehenspitze dabei herabziehen. Das Knie in kleinen Bewegungen heben und senken. Denken sie daran, die kleine Pausen zwischendurch einzuhalten; die Muskeln benötigen entsprechende Zeit, um sich wieder erholen zu können.

Solche Übungen in Rückenlage sind angenehm für Personen mit leichten Wirbelsäulenproblemen.

Übung 5

Legen Sie sich mit dem Rücken auf die Matte. Klemmen Sie den Ball zwischen Knie und Unterschenkel. Nehmen Sie diese so weit hoch, dass sie sich parallel zum Boden befinden. Legen Sie die Hände unter den Kopf, und heben Sie ihn ein wenig. Drücken Sie den Ball gleichzeitig mit den Unterschenkeln kräftig zusammen und ziehen Sie die Knie ein bisschen in Richtung Brust. Die Bauch- und Beckenbodenanspannung mindestens 6–10 Sekunden halten, dann kurz entspannen und die Übung wiederholen. Vor der nächsten Übung eine etwas längere Pause machen.

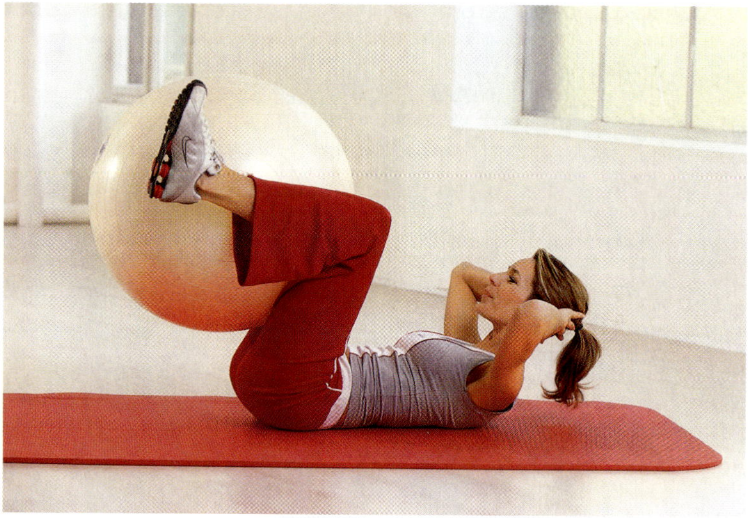

Übung 5

Variante: Ausgangsposition wie oben, die Hände unter dem Kopf verschränken, dann abwechselnd den rechten und den linken Ellenbogen zum gegengleichen Knie führen. Wieder zwischendurch relaxen, danach die Übung nochmals ausführen. Beachten Sie die Tipps für das Bauchmuskeltraining auf Seite 75.

Übung 6

Legen Sie sich auf die Matte, und platzieren Sie die Unterschenkel bequem auf dem Pezzi-Ball. Heben Sie den Kopf ein wenig an, ziehen

Sie das rechte Knie in Richtung Bauch, und drücken Sie die linke Hand kräftig gegen das Knie. Heben Sie dabei den rechten Arm leicht an, beugen Sie das Handgelenk und tun Sie so, als ob Sie eine Wand wegdrücken wollten. Die Spannung halten und dann zurücklegen.

So sollten bei jeder Übung auf Ihr Körpergefühl achten und schmerzhafte Bewegungen vermeiden.

Übung 7

Nehmen Sie die gleiche Ausgangsstellung wie in der vorhergehenden Übung ein. Heben Sie dann das Becken möglichst weit vom Boden ab, und strecken Sie abwechselnd das rechte und das linke Bein senkrecht in Richtung Decke hoch. Die Fußspitzen dabei jeweils nach unten ziehen. Achtung, bei Schmerzen in der Lendenwirbelsäule sofort aufhören!

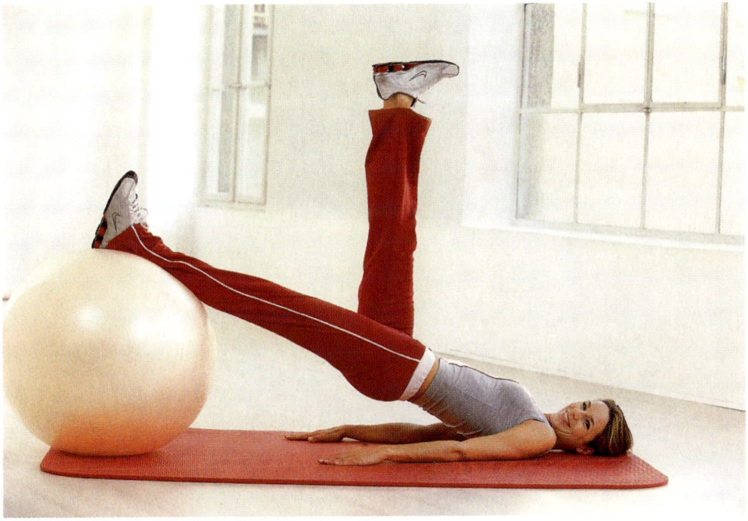

Übung 7

Übung 8

Sie liegen auf der Unterlage, die Beine ruhen auf dem Ball. Heben Sie das Becken mit Hilfe des Gesäßmuskels hoch, sodass zwischen Beinen und Rumpf eine gerade Linie entsteht. Die Arme liegen neben dem Körper. Senken Sie das Becken bis kurz über den Boden, heben Sie es dann wieder an.

Wichtiger Hinweis

Die im Buch veröffentlichten Ratschläge wurden mit größter Sorgfalt von Verfasserin und Verlag erarbeitet und geprüft. Eine Garantie kann jedoch nicht übernommen werden. Ebenso ist eine Haftung der Verfasserin bzw. des Verlages und seiner Beauftragten für Personen-, Sach- oder Vermögensschäden ausgeschlossen.

Bildnachweis

Umschlagfoto: Silvia Lammertz, München
Fotos: Silvia Lammertz, München

Bibliografische Information Der Deutschen Bibliothek

Die Deutsche Bibliothek verzeichnet diese Publikation in der Deutschen Nationalbibliografie; detaillierte bibliografische Daten sind im Internet über http://dnb.ddb.de abrufbar.

© Knaur Ratgeber Verlage 2004
Ein Unternehmen der Droemerschen Verlagsanstalt Th. Knaur Nachf. GmbH & Co. KG, München
Alle Rechte vorbehalten

Das Werk einschließlich aller seiner Teile ist urheberrechtlich geschützt. Jede Verwertung außerhalb des Urhebergesetzes ist ohne Zustimmung des Verlages unzulässig und strafbar. Das gilt insbesondere für Vervielfältigungen, Übersetzungen, Mikroverfilmungen und die Einspeicherung und Verarbeitung in elektronischen Systemen. Bei der Anwendung in Beratungsgesprächen, im Unterricht und in Kursen ist auf dieses Buch hinzuweisen.

Projektleitung: Franz Leipold
Redaktion: Birgit Kaltenthaler, München
Herstellung: Jörg Alt
Bildredaktion: Sylvie Busche (Ltg.)
Umschlagkonzeption: Zero Werbeagentur, München
Satz: DTP im Verlag
Reproduktion: KaltnerMedia, Bobingen
Druck und Bindung: Stuertz AG, Würzburg

Printed in Germany

ISBN 3-426-66908-0

Bitte besuchen Sie uns im Internet: www.droemer-knaur.de

Weitere Titel aus den Bereichen Gesundheit, Fitness und Wellness finden Sie im Internet unter www.wohl-fit.de